U0746500

类聚方

皇汉医学精华书系

[日] 吉益东洞 ◎ 著

李明轩　孟玺　田思胜 ◎ 校注

中国健康传媒集团
中国医药科技出版社

内 容 提 要

　　本书选用《伤寒论》《金匮要略》二书220首方剂，按类编次，并集原书中各篇中应用，每方的辨证立法条文列于该方之后，后附作者的考证及按语。按语部分多为原文中症状特点的解释，其大部分又为方证内涵的解析。本书适合中医药临床从业人员、中医药大专院校师生和中医药爱好者阅读参考。

图书在版编目（CIP）数据

　　类聚方 /（日）吉益东洞著；李明轩，孟玺，田思胜校注 . — 北京：中国医药科技出版社，2019.9

　　（皇汉医学精华书系）

　　ISBN 978-7-5214-1199-7

　　Ⅰ . ①类… Ⅱ . ①吉… ②李… ③孟… ④田… Ⅲ . ①方书 Ⅳ . ① R289.2

　　中国版本图书馆 CIP 数据核字（2019）第 099321 号

美术编辑　陈君杞
版式设计　也 在

出版　**中国健康传媒集团** | 中国医药科技出版社
地址　北京市海淀区文慧园北路甲 22 号
邮编　100082
电话　发行：010 - 62227427　邮购：010 - 62236938
网址　www.cmstp.com
规格　710 × 1000mm $^1/_{16}$
印张　6
字数　65 千字
版次　2019 年 9 月第 1 版
印次　2024 年 2 月第 4 次印刷
印刷　大厂回族自治县彩虹印刷有限公司
经销　全国各地新华书店
书号　ISBN 978-7-5214-1199-7
定价　**20.00 元**

获取新书信息、投稿、为图书纠错，请扫码联系我们。

❦ 丛书编委会 ❧

前　　言

　　中医学博大精深，源远流长，不仅为中华民族的繁衍昌盛做出了巨大贡献，同时远播海外，对世界医学的发展影响极大。

　　中国与日本是一衣带水的邻邦，中医学对日本的影响尤其重大。早在秦朝中医药文化就已经传播到了日本，《后汉书》载徐福等上书言海中有三神山，于是秦始皇遣"福入海求仙"而达日本。相传徐福通医术，精采药和炼丹，被日本人尊为"司药神"。南北朝时期，吴人知聪携《明堂图》共一百六十四卷到日本，对日本汉方医学的发展产生了重要影响，之后出现了一些著名的医家和医著，形成了早期的汉方医学。隋唐时期，日本派往中国的遣隋使、遣唐使学习佛法、政治与文化，同时也把中国的中医药书籍如《四海类聚方》《诸病源候论》等带回了日本。日本大宝年间，天皇颁布"大宝令"，采纳唐制设置医事制度、医学教育、医官等，并将《针灸甲乙经》《脉经》《小品方》《集验方》《素问》《针经》《明堂》《脉诀》等列入医生学习必修书目，仿效中医。除此之外，还邀请中国高僧鉴真东渡日本，传律讲经，传授中医药知识和药材鉴别方法等。自此，日本朝野上下，重视中医，出现了许多以研究中医学而著称的学者。公元984年，日本医学界产生了一部极为重要的著作，即丹波康赖撰写的《医心方》，主要从我国中医经典医籍中摘要精华内容，经改编后用日文出版，成为中日医药交流一大成果，影响日本医学界近百年。金元时期，中国出现了金元四大家，形成了著名的学术流派，同样在日本也形成了三大流派。日本医家田代三喜留华12年，专攻李杲、丹溪之学，回国后成立了"丹溪学社"，奉丹溪翁为医中之圣，后传其学至弟子曲直濑道三，曲直濑道三以朱丹溪理论为核心，汇入个人经验形成独自的医学体系"后世派"。明代初期，《仲景全书》和宋版《伤寒论》在日本出版，引起了很大轰动，许多医家热衷研究和学习《伤寒论》，加之当时儒教盛行，国学复古思潮高涨，与此相应也出现了提倡医学应复归于古代中国医学根本的呼声。结合当时中国在中医研究方面注重《伤寒论》的情况，伊藤仁斋等认为《伤寒论》是医学的原点，主张复古，从张仲景《伤寒论》原点研究《伤寒论》，之后形成了以吉益东洞为代表的"古方派"。此时期，荷兰医学在日本开始盛行，采用汉方医学与荷兰医学折衷方法行医的医家逐渐增多，出现了《解体新书》等西洋医学与汉方医学结合的著作，形成了"折衷派"。

　　古方派重视中国古典医学著作如《黄帝内经》《神农本草经》《伤寒杂病论》，

其中尤为推崇张仲景所著的《伤寒论》与《金匮要略》，奉张仲景的著作为圭臬。主张医方亦应回归到医学的真正古典，亦即东汉时代《伤寒杂病论》为主的观点，树立以《伤寒论》为中心的医学体系作为目标，用《伤寒论》中的独自法则来解释《伤寒论》。认为《伤寒论》113 方中的绝大多数方剂适合于临床应用，其治疗理论应当分型证治，由此奠定了汉方医学重视实证治疗并崇尚古典经方应用的基础。

正是在这种风气下，吉益东洞从《伤寒论》原点出发，针对《伤寒论》和《金匮要略》中的方药设计了一套特定处方对应特定证候的"方证相对"医疗方案，并重新整理拆解《伤寒论》和《金匮要略》。选用二书 220 首方剂，采取"以类聚方"，重新编排，集原书各篇中方剂应用、辨证立法条文列于该方之后，后附作者的考证及按语，解释原文中症状特点和方证内涵，编写了《类聚方》一书。同时，他对《伤寒论》《金匮要略》中常用 54 种药物进行研究，每品分考征、互考、辨流、品考四项，"指仲景之证，以征其用；辨诸氏之说，以明其误"，主张"万病一毒"，认为用药治病是以毒攻毒，进而撰成《药征》一书。

清代乾嘉时期朴学兴起，考据之风盛行。此风传入日本后，各地文运大兴，风靡日本儒医两界。江户儒家山本北山、大田锦城、龟田鹏斋等建立了日本考证学派。作为山本北山学生的丹波元简与其子丹波元胤、丹波元坚，亦深受儒家思想的熏陶。在儒家重现实、重人文传统的影响下，丹波元简父子重视清儒与医家著作的研究。他们兼通医儒，上承家学，旁通中国经史小学，秉承清儒的治学态度，借鉴清儒的治学方法，参考和引用中国历代医家的研究成果，客观真实，撰成如《伤寒论辑义》《金匮玉函要略辑义》《脉学辑要》《素问识》《灵枢识》《医賸》《救急选方》《伤寒论述义》《金匮玉函要略述义》等著作，集众家之长于一炉，驳误纠讹，分明泾渭，发前人所未发。又参稽相关的医籍文献，持之以医理，征之以事实，旁征博引，穷源竟委，廓清了一批聚讼纷纭的问题。其严谨文献考证学态度，深受中日两国学界好评。

《皇汉医学精华书系》选取吉益东洞、丹波元简父子、汤本求真等古方派医家中的精华医著，进行校注整理，付梓刊印，以期为广大读者呈现日本古方派医家研究以《伤寒论》为代表的医著精华。

由于水平有限，虽几经努力，但选书校注等定会存在不足之处，恳请读者不吝赐教，批评指正。

田思胜
2019 年 8 月于山东中医药大学

吉益东洞（1702~1773 年），名为则，字公言，通称周助。生于安艺广岛，本姓畠山。吉益东洞是日本近世汉方医学著名大家，他开创了日本汉方"方证相对"的新特色，是日本古方派中的杰出代表人物。东洞一生，唯务求实，研究医方，力倡"亲身实验"。推重实效，竭力反对理论上的穿凿附会，反对"空谈虚论、徒害事实"的"思辩医学"。他强调知《伤寒论》则百疑如冰释，但读《伤寒论》亦不可拘泥于条文，应以临床验证为是。吉益东洞著作颇丰，其中以《类聚方》最富盛名。

本书是选用《伤寒论》《金匮要略》二书 220 首方剂，按类编次，并集原书中各篇中应用，每方的辨证立法条文列于该方之后，后附作者的考证及按语。按语部分多为原文中症状特点的解释，其大部分又为方证内涵的解析。

《类聚方》成书于日本宝历十二年（1762 年）。目前现存最早的版本为日本明和元年（1764 年）平安书肆刻本，日本宽政十一年（1799 年）再版。此次校注以明和元年（1764 年）平安书肆刻本为底本，以宽政十一年（1799 年）平安书林再版刻本为参校本，并参考 1956 年上海出版社铅印本。

在校注过程中力争保持原貌，但也作了以下调整：

1. 原书为竖排繁体，现改为横排简体。异体字、古体字、通假字等均改为现行通用简化字，不出校。

2. 原本因竖排所用"右"字，现因改为横排，全改为"上"字，不出校。

3. 书目录与正文不一致处，互相补正，不出校。

4. 对底本中明确是错讹、脱漏、衍文、倒置处，予以校正。

5. 对一些"己""已"不分、"日""曰"混用的字，均予以校正，不出校。

由于水平所限，错点漏校之处在所难免，还望各位同仁不吝指正。

校注者

2019 年 5 月

类聚方自序

医之学也方焉耳，炎黄氏邈矣，靡得而闻已。周氏之盛以疗万民之病，则有医职之设，其既有医职之设，其法岂可不精焉？惜夫官失其职，籍减其传。迷方之士，奚所得其门而入之，而睹药剂之富，法术之妙乎？后有曰扁鹊者，谓秦越人也，名著天下。余初读其传，少览疾医之法，窃以为己师。然而扁鹊之没也，籍亦不传。吾虽有祈向者，其奈之何。当汉之时，张氏之为方也，虽复稍后扁鹊，而其药剂之富，法术之存，盖莫古焉。而医之学也方焉耳，吾亦何求。疾医之法，其可以复耶，曰何不可也。吾常恨其世之与时移，籍非其旧，将稽之诸家，以复之于古。仲景氏吾如尔何，自汉以降，以人以籍，孰可以宪章者，吾其舍此亦何依。遂以扁鹊为法，临张氏之籍，久之而后之扁鹊之与张氏医法一也。乃今而后味之淄渑可以辨，见之毫厘可以晰。而后若置其身于千载之上，亲受其指挥也。盖夫张氏之籍之难读也，方之与证之散在诸篇，使夫学者惑焉，今也列而类之，附以己所见。其有疑者，矩之以方焉，名曰《类聚方》。庶几使夫学者，虽非易牙，淄渑可以味矣；虽非离娄，毫厘可以见矣。遂命剞劂之师，遗之笃信好古之士云尔。

宝历壬午夏六月

阿岐　吉益为则撰

类聚方自序

钦繇尝患血症，五六年矣，骨将枯矣。东洞翁肉焉，尔后相得而欢笃。钦繇于医事混然途之人也，乃比比耳目其术奏故，间闻为其徒辨惑之略。曰：唐宋来，方技家无虑数十，丹溪东垣辈称其时，其论著凿空张虚，如其持之有故，其言之成理，而无益于术，投饥饿以土羹乎？救决河用枯菙乎？而近世医，或一毒同症，而投其剂，朝更夕改，其莽之设令乎？或一毒异症，仍贯乎其施，其守株刻船乎？而或其中，非尔力也，病者天幸已。非然，则谚云："驱饭上蝇耳"。岂视越人所论，仲景所传，以为周之冕不可冠，殷之辂不可乘乎。奚不能自开一眼，以蹈冥故途，甚矣。世医之墨墨也，乃使秦张二子，谓千岁无知己，此胡异乎见表石为鬼咒，藏燕石为大宝，虽素非芒韧僈楛者，面墙使然乎？既有一说，惮惊人耳，换面陈言，而丹溪东垣辈之尸之祝及或见读古方书者，又儢儢然猥以徒蔽精神，奚乃为此方柄圆凿安所施之，且利之昧心也，使志不立，彼何论于救济。张氏所谓宁不利于病，不拂富家心，其簧巧求售，如假饰妖娣，倚闾求欢者，不自知其陋，又不耻其耻焉，则又何进焉？噫！即使为则，沙汰其砂砾，簸扬其粃糠，乃不能以一旦遽洗浣世医旧染，夏虫疑冰，不亦类乎？亦唯候后世之公言耳，盖诡随偎子闻其语，岂不谓避灶犹炀，沾沾背出汗乎？诗云："我思古人，俾无讹兮。"东洞翁之谓也。盖东洞翁壮年前，愤厉激发，立志其复古，焦心覃思，更唐宋失机纵敌之弱谋，张秦张应变摧坚之纪律，乃遂揭旗帜其道，振金鼓其党，亦惟继觉存亡矣，斯亦谓与秦张二氏，千岁而比肩也，不亦宜乎？往年医断出，则若夫金科玉条乎？腐论迂说者，瞷然疑之，愕然害之，匈匈弹之，诡诡拒之，或自觉昨非，以思改辙，而以日暮途远，倒行逆施；或黯然自掩，寄托遗簪弊履，乃巧其遁辞，粥其苦窳者；或托神奇其道，假儒饰其业，乃谓攻异端斯害已者，亦有之；如思折伯牙之指，愿摧王良之手者，亦有之；余闻之人言，稍黠者，阳排斥东洞，谯诃其说，阴誊抄其著稿，用以为帐秘，而缘饰其术，往往取之效者，亦有之。亦惟系缚于名，漠潜于利也。虽然医断已出，牖后进，杖心盲，乃染指于古。或千里负笈，委然就学，或闻风而弗然与者，不为不多矣。古人云："涉浅水者见虾，其颇深者察鱼鳖，其尤者观蛟龙。"焉知世不有深入于刀圭之道者乎？则知东洞者，何候后世乎。其著籍追踵出，则又焉知不有初睥睨者，心窃若小巫于翁，而神气竭耶！间者刊其《类聚方》，是亦不啻设左右广，而导之前茅也，一日谓余曰："世谋其著之显，而请其序也，或以贵，或以名，假其熏辉。余也不然，幸以子之识为则也，题一言，夫名之剖发于海内，此籍自白矣。"且钦繇不知医事者也，何为重于此举？但书谆诲其徒之绪馀以为序，是已，已而岂足尽东洞翁乎，其足尽东洞翁乎？

宝历癸未之春
美浓武钦繇　撰

凡例

　　始我先生之编《类聚方》也，轨在左右，躬受其凡例，此书之就成也。轨之所录，其凡之例，亦已备矣。乃不敢私之，敢措诸卷首，以布诸同志之士，乃我先生之编《类聚方》也。凡例如下：

　　昔者张氏之书，其散佚也久矣，晋太医令王氏叔和，集为之次，至今学者受其赐矣。虽然叔和其识之未优也，加以私言，球玞燕石，俄然收之，而后之读之，亦不知择焉，见以为一圭一璧，此尽希世之宝也。呜呼！可悲夫。乃今悉取其空言虚语也，臆说理义也，痛极删削，然后譬之昆仑玄圃，无非圭璧者，此所以为仲景雪冤，而为学者发赝也。

　　仲景之书，盖一而已，岐为二三，别病颁方，抑亦后人之撰乎？夫医之处方也，随证以移。惟其于同也，万病一方，惟其于变也，一毒万方。故鸡雍豕零，时为帝也，堇及桔梗，互为宰也。奇乎正乎，纵横取舍，医师之术也。此书本不别病也，不颁方也，益其志之所存乎。

　　盖方之所贵也，不在古今，期于治疾。论之所贵也，不在新故，期于有事。故方能治疾也，不问古今。论若系于事也，不在新故。惟事所以汲汲于治疾也。

　　诸方以类就位，又以类之变，犹八卦之旋为六十有四乎，其慎斯术也。以往，其方之用，与药之能，可得而言矣。

　　原文有举脉之例，而措病之证焉；有称病之名，而略形之状焉。凡今学者，宜以此推彼矣。

　　诸方或无其证也，证或无其方也，则据傍例捃摭之，加诸为则之按焉者，以异于其旧。盖皆不苟用私说也，于《药征》乎见之。

仲景之书，方之于证，其所载也，散在诸篇。如观其证之全也，固非急索焉而所能得矣。今之于荟萃也，无有孑遗矣。

诸方而在于诸论之中，无一不载焉，其空言虚语，臆说理义，既已非夫疾医之事，则域焉而异之，所以灼乎昧行之徒也。亦恶其辞而域焉，终没其证也。是故有域焉而删焉者，有域焉而指摘焉者。凡其学者，其能详之矣。

凡其不试者，十有八方也。附之于后，以俟后世之君子，不敢空断矣。又不敢撰次矣。

门人　艺阳　藤利轨　谨记

目　录

类聚方

类聚方

004

不试方十八方

类 聚 方

日本 艺阳 吉益为则公言撰

门人 石阳 中邨贞治子亨校

桂 枝 汤

桂枝三两　芍药三两　甘草二两　生姜三两　大枣十二枚

上五味，咬咀，以水七升，微火煮取三升，去滓，适寒温，服一升。服已须臾，啜热稀粥一升余，以助药力，温覆令一时许，遍身絷絷微似有汗者益佳。不可令如水流漓，病必不除。若一服汗出，病瘥，停后服，不必尽剂。若不汗，更服依前法。又不汗，后服小促其间，半日许令三服尽。若病重者，一日一夜服，周时观之。服一剂尽，病证犹在者，更作服。若汗不出者，乃服至二三剂。

太阳中风，阳浮而阴弱，阳浮者热自发，阴弱者汗自出，啬啬恶寒，淅淅恶风，翕翕发热，鼻鸣干呕者。

太阳病，头痛发热，汗出恶风者。

太阳病，下之后，其气上冲者，可与桂枝汤，方用前法。若不上冲者，不可与之。

太阳病，初服桂枝汤，反烦不解者，先刺风池、风府，却与桂枝汤则愈。

太阳病三日，已发汗，若吐，若下，若温针，仍不解者，此为坏病，桂枝不中与也，观其脉证，知犯何逆，随证治之。

桂枝本为解肌，若其人脉浮紧，发热，汗不出者，不可与也。常须识此，勿令误也。

若酒客病，不可与桂枝汤，得汤则呕，以酒客不喜甘故也。

太阳病，外证未解，脉浮弱者，当以汗解。

太阳病，外证未解者，不可下也，下之为逆，欲解外者。

太阳病，先发汗不解，而复下之，脉浮者，不愈。浮为在外，而反下之，故令不愈。今脉浮，故知在外，当须解外则愈。

病常自汗出者，此为荣气和。荣气和者，外不谐，以卫气不共荣气和谐故尔。以荣行脉中，卫行脉外，复发其汗，荣卫和则愈。

病人脏无他病，时发热、自汗出而不愈者，此卫气不和也，先其时发汗则愈。

伤寒不大便六七日，头痛有热者，与承气汤。其小便清者，知不在里，仍在表也，当须发汗。若头痛者，必衄。

伤寒，发汗解，半日许复烦，脉浮数者，可更发汗。

伤寒，医下之，续得下利清谷不止，身疼痛者，急当救里；后身疼痛，清便自调者，急当救表。救里，宜四逆汤；救表，宜桂枝汤。

太阳病，发热汗出者，此为荣弱卫强，故使汗出，欲救邪风者。

伤寒，大下后，复发汗，心下痞，恶寒者，表未解也。不可攻痞，当先解表；表解乃可攻痞。解表宜桂枝汤，攻痞宜大黄黄连泻心汤。

阳明病，脉迟、汗出多、微恶寒者，表未解也，可发汗。

病人烦热，汗出则解。又如疟状，日晡所发热者，属阳明也，脉实者宜下之，脉浮虚者宜发汗。下之，与大承气汤，发汗，宜桂枝汤。

太阴病，脉浮者，可发汗。

下利，腹胀满，身体疼痛者，先温其里，乃攻其表。温里，四逆汤；攻表，桂枝汤。

吐利止，而身痛不休者，当消息和解其外，宜桂枝汤小①和之。

---

① 小：原文作"少"，据文义及《伤寒论》改。

下利后，身疼痛，清便自调者，急当救表，宜桂枝汤发汗。

妇人得平脉，阴脉小弱，其人渴，不能食，无寒热，名妊娠，桂枝汤主之。于法六十日当有此证，设有医治逆者，却一月加吐下者，则绝之。

产后中风，续之数十日不解，头微痛，恶寒，时时有热，心下闷，干呕，汗出虽久，阳旦证续在耳。

服桂枝汤，大汗出，脉洪大者，与桂枝汤如前法。若形如疟，日再发者，汗出必解，宜桂枝二麻黄一汤。

桂枝加桂汤

于桂枝汤方内，加桂二两。

烧针令其汗，针处被寒，核起而赤者，必发奔豚，气从少腹上冲心者，灸其核上各一壮，与桂枝加桂汤。

桂枝加芍药汤

于桂枝汤方内，加芍药三两。

本太阳病，医反下之，因尔腹满时痛者，属太阴也。

为则按：腹满时痛者，即拘急而痛也，是以芍药为主尔。

桂枝去芍药汤

于桂枝汤方内，去芍药。

太阳病，下之后，脉促、胸满者，桂枝去芍药汤主之；若微恶寒者，去芍药方中加附子汤主之。

为则按：不拘急，故去芍药也。

桂枝加葛根汤

于桂枝汤方内，加葛根四两。

太阳病，项背强几几，反汗出、恶风者。

栝楼桂枝汤

于桂枝汤方内，加栝楼根二两。

太阳病，其证备，身体强几几然，脉反沉迟，此为痉。

为则按： 桂枝汤之症而渴者主之。

桂枝加黄芪汤

于桂枝汤方内，加黄芪二两。

黄汗之病，两胫自冷。假令发热，此属历节。食已汗出，又身常暮盗汗出者，此劳气也。若汗出已，反发热者，久久其身必甲错。发热不止者，必生恶疮。若身重，汗出已辄轻者，久久必身瞤。瞤即胸中痛。又从腰以上必汗出，下无汗，腰髋弛痛，如有物在皮中状，剧者不能食，身疼重，烦躁，小便不利。此为黄汗。

诸病黄家，但利其小便。假令脉浮，当以汗解之。

为则按： 黄芪主治皮肤水气，可考《药征》。

桂枝加芍药大黄汤

于桂枝加芍药方内，加大黄一两。

本太阳病，医反下之，因尔腹满时痛者，属太阴也，桂枝加芍药汤主之；大实痛者，桂枝加大黄汤主之。

为则按： 桂枝加大黄汤，因桂枝加芍药汤加大黄者也，故方名从之。

桂枝加厚朴杏子汤

于桂枝汤方内，加厚朴二两、杏子五十个。

喘家，作桂枝汤，加厚朴、杏子佳。

太阳病，下之，微喘者，表未解故也。

为则按： 当有胸满证。

乌头桂枝汤

乌头五枚

上一味，以蜜二斤煎，减半，去滓，以桂枝汤五合解之，得一升后，初服二合，不知，即服三合，又不知，复加至五合。其知者，如醉状，得吐者为中病。

寒疝，腹中痛，逆冷，手足不仁，若身疼痛，灸刺、诸药不能治，抵当用此方。

为则按： 是乌头煎而合桂枝汤方也，当列乌头煎方下，今列之桂枝加附子汤者，示其异也。又按：煎法可依大乌头煎之法。

桂枝加附子汤

于桂枝汤方内，加附子一枚。

太阳病，发汗，遂漏不止，其人恶风，小便难，四肢微急，难以屈伸者。

桂枝去芍药加附子汤

于桂枝去芍药汤方内，加附子一枚。

太阳病，下之后，脉促、胸满者，桂枝去芍药汤主之；若微恶寒者，去芍药方中加附子汤主之。

桂枝附子汤

桂枝四两　附子三枚　生姜三两　甘草二两　大枣十二枚

上五味，以水六升，煮取二升，去滓，分温三服。

伤寒八九日，风湿相搏，身体疼烦，不能自转侧，不呕，不渴，脉浮虚而涩者，桂枝附子汤主之。若其人大便硬，小便自利者，去桂枝加术汤主之。

为则按：当有上冲证。此方与桂枝去芍药加附子汤同，而治与方名异。彼方下曰"微恶寒"，此方下曰"身体疼烦"，恶寒轻，疼烦重，独在附子之多少也已。

桂枝附子去桂加术汤

于桂枝附子汤方内，去桂，加术四两。

上五味，以水三升，煮取一升，去滓，分温三服。一服觉身痹，半日许再服。三服都尽，其人如冒状，勿怪，即是术、附并走皮中，逐水气，未得除故耳。

伤寒八九日，风湿相搏，身体疼烦，不能自转侧，不呕，不渴，脉浮虚而涩者，桂枝附子汤主之。若大便硬，小便自利者。

为则按：桂枝附子汤证，而无冲逆者也。

桂枝去桂加苓术汤

于桂枝汤方内，去桂，加苓、术各三两。

服桂枝汤，或下之，仍头项强痛、翕翕发热、无汗、心下满、微痛、小便不利者。

为则按：当有心下悸之证。

桂姜枣草黄辛附汤

桂枝三两　生姜三两　甘草二两　大枣十二枚　麻黄　细辛各二两
附子一枚

上七味，以水七升，煮麻黄，去上沫，纳诸药，煮取二升，分温三服。当汗出，如虫行皮中，即愈。

气分，心下坚大如盘，边如旋杯，水饮所作。

为则按：证不备也。此方合桂枝去芍药汤与麻黄附子细辛汤也，证当于二方之下求也。《药征》有辨。

桂枝去芍药加皂荚汤

于桂枝汤方内，去芍药，加皂荚二枚。

肺痿，吐涎沫者。

桂枝加龙骨牡蛎汤

于桂枝汤方内，加龙骨、牡蛎各三两。

夫失精家，小腹弦急，阴头寒，目眩，发落，脉极虚芤迟，为清谷、亡血、失精。脉得诸芤动微紧，男子失精，女子梦交。

为则按：当有胸腹动证。

类
聚
方

007

桂枝去芍药加蜀漆龙骨牡蛎汤

桂枝三两　甘草二两　生姜三两　牡蛎五两　大枣十二枚　蜀漆三两
龙骨四两

上为末，以水一斗二升，先煮蜀漆，减二升，纳诸药，煮取三升，去滓，温服一升。

伤寒脉浮，医以火迫劫之，亡阳，必惊狂，起卧不安者。

火邪也。

为则按：当有胸腹动而冲逆之证。

桂枝加芍药生姜人参汤

于桂枝汤方内，加芍药、生姜各一两，人参三两。

发汗后，身疼痛，脉沉迟者。

为则按：当有心下痞硬，或拘急，或呕证。

桂枝二麻黄一汤

桂枝一两十七铢　芍药一两六铢　麻黄十六铢　生姜一两六铢　杏仁十六个　甘草一两二铢　大枣五枚

上七味，以水五升，先煮麻黄一二沸，去上沫，纳诸药，煮取二升，去滓，温服一升，日再。

服桂枝汤，大汗出，脉洪大者，与桂枝汤如前法。若形如疟，日再发者，汗出必解。

桂枝二越婢一汤

桂枝　芍药　甘草各十八铢　生姜一两三铢　大枣四枚　麻黄十八铢　石膏二十四铢

上七味，㕮咀，以五升水，煮麻黄一二沸，去上沫，纳诸药，煮取二升，去滓，温服一升。

太阳病，发热恶寒，热多寒少，脉微弱者，此无阳也，不可发汗。

桂枝麻黄各半汤

桂枝一两十六铢　芍药　生姜　甘草　麻黄各一两　大枣四枚　杏仁二十四个

上七味，以水五升，先煮麻黄一二沸，去上沫，纳诸药，煮取一升八合，去滓，温服六合。

太阳病，得之八九日，如疟状，发热恶寒，热多寒少，其人不呕，清便欲自可，一日二三度发，脉微缓者，为欲愈也。脉微而恶寒者，此阴阳俱虚，不可更发汗、更下、更吐也。面色反有热色者，未欲解也，以其不能得小①汗出，身必痒。

---

① 小：原文作"少"，据文义及《伤寒论》改。

小建中汤

桂枝三两　甘草三两　大枣十二枚　芍药六两　生姜二两　胶饴一升

上六味，以水七升，煮取三升，去滓，纳胶饴，更上微火消解，温服一升，日三服。呕家不可用建中汤，以甜故也。

伤寒，阳脉涩，阴脉弦，法当腹中急痛者，先与小建中汤，不瘥者，与小柴胡汤主之。

伤寒二三日，心中悸而烦者。

虚劳里急，悸，衄，腹中痛，梦失精，四肢酸痛，手足烦热，咽干口燥。

男子黄，小便自利。

妇人腹中痛。

为则按：当有腹中拘急之证，其方类芍药甘草汤也。

黄芪建中汤

于小建中汤方内，加黄芪一两半。

虚劳里急，诸不足。

为则按：当有盗汗、黄汗之证。又曰：桂枝加芍药汤当入于此，而以有桂枝之名，列于彼也。

黄芪桂枝五物汤

黄芪三两　芍药三两　桂枝三两　生姜六两　大枣十二枚

上五味，以水六升，煮取二升，温服七合，日三服。

血痹病从何得之？师曰：夫尊荣人，骨弱，肌肤盛，重困，疲劳，汗出，卧不时动摇，加被微风，遂得之。但以脉自微涩，在寸口、关上小紧。宜针引阳气，令脉和，紧去则愈。血痹，阴阳俱微，寸口、关上微，尺中小紧，外证身体不仁，如风痹状。

为则按：桂枝加黄芪汤证，而呕无急迫者。

黄芪桂枝苦酒汤

黄芪五两　芍药三两　桂枝三两

上三味，以苦酒一升、水七升相和，煮取三升，温服一升，当心烦，服至六七日乃解。若心烦不止者，以苦酒阻故也。

黄汗之为病，身体肿，发热，汗出而渴，状如风水，汗沾衣，色正黄如药汁，脉自沉，何从得之？师曰：以汗出入水中，浴水从汗孔入得之。

桂枝甘草汤

桂枝四两　甘草二两

上二味，以水三升，煮取一升，去滓，顿服。

发汗过多，其人叉手自冒心，心下悸，欲得按者。

为则按：当有急迫证。

半 夏 散

半夏　桂枝　甘草各等份

以上三味，各别捣筛已，合治之，白饮和服方寸匕，日三服。若不能散服者，以水一升，煎七沸，纳散两方寸匕，更煎三沸，下火，令少冷，少少咽之。

少阴病，咽中痛。

桂枝甘草附子汤

甘草二两　附子二枚　术二两　桂枝四两

上四味，以水六升，煮取三升，去滓，温服一升，日三服。初服得微汗则解，能食，汗出复烦者，服五合。恐一升多者，服六七合。

风湿相搏，骨节疼烦，掣痛不得屈伸，近之则痛剧，汗出，短气，小便不利，恶风不欲去衣，或身微肿者。

为则按：当有冲逆之证。

桂枝甘草龙骨牡蛎汤

桂枝一两　甘草二两　牡蛎二两　龙骨二两

上为末，以水五升，煮取二升半，去滓，温服八合，日三服。

火逆，下之，因烧针烦躁者。

桂枝人参汤

桂枝四两　甘草四两　术三两　人参三两　干姜三两

上五味，以水九升，先煮四味，取五升，纳桂，更煮取三升，温服一升，日再夜一服。

太阳病，外证未除，而数下之，遂协热而利。利下不止，心下痞硬，表里不解者。

人参汤 理中丸也

人参　甘草　术　干姜各三两

上四味，捣筛为末，蜜和丸如鸡黄大。以沸汤数合，和一丸研碎，温服之，日三服，夜二服。腹中未热，益至三四丸，然不及汤。

汤法：以四物，依两数切，用水八升，煮取三升，去滓，温服一升，日三服。

加减法：若脐上筑者，肾气动也，去术，加桂四两。吐多者，去术，加生姜三两。下多者，还用术。悸者，加茯苓二两。渴欲得水者，加术，足前成四两半。腹中痛者，加人参，足前成四两半。寒者，加干姜，足前成四两半。腹满者，去术，加附子一枚。服汤后如食顷，饮热粥一升许，微自温，勿发揭衣被。

霍乱，头痛、发热、身疼痛，热多欲饮水者，五苓散主之；寒多不用水者，理中丸主之。

大病瘥后，喜唾，久不了了者，胃上有寒，当以丸药温之。

胸痹，心中痞，留气结在胸，胸满，胁下逆抢心，枳实薤白桂枝汤主之，人参汤亦主之。

茯苓甘草汤

茯苓二两　桂枝二两　生姜三两　甘草一两

上四味，以水四升，煮取二升，去滓，分温三服。

伤寒，汗出而渴者，五苓散主之；不渴者。

伤寒，厥而心下悸者，宜先治水，当服茯苓甘草汤，却治其厥。不尔，水渍入胃，必作利也。

为则按：当有冲逆、呕吐证。

茯苓杏仁甘草汤

茯苓三两　杏仁五十个　甘草一两

上三味，以水一斗，煮取五升，温服一升，日三服，不瘥更服。

胸痹，胸中气塞，短气，茯苓杏仁甘草汤主之，橘枳姜汤亦主之。

茯苓戎盐汤

茯苓半斤　术二两　戎盐弹丸大，一枚

上三味，先将茯苓、术煎成，入盐，再煎，分温三服。

小便不利，蒲灰散主之，滑石白鱼散、茯苓戎盐并主之。

为则按：当有心下悸证。又按：此方煎法不审，依他例，当以水六升，煮取三升，去滓，纳戎盐，一二沸，分温三服。

葵子茯苓散

葵子一斤　茯苓三两

上二味，杵为散，饮服方寸匕，日三服，小便利则愈。

妊娠，有水气，身重，小便不利，洒淅恶寒，起即头眩。

为则按：当有心下悸证。又按：葵子一斤，《本草纲目》作"三两"，今从之。

苓姜术甘汤

甘草　术各二两　干姜　茯苓各四两

上四味，以水五升，煮取三升，分温三服，腰中即温。

肾着之病，其人身体重，腰中冷，如坐水中，形如水状，反不渴，小便自利，饮食如故，病属下焦。身劳汗出，衣里冷湿，久久得之。腰以下冷痛，腰重如带五千钱。

为则按：当有心下悸证。

苓桂术甘汤

茯苓四两　桂枝三两　术二两　甘草二两

上四味，以水六升，煮取三升，去滓，分温三服。

伤寒，若吐若下后，心下逆满，气上冲胸，起则头眩，脉沉紧，发汗则动经，身为振振摇者。

心下有痰饮，胸胁支满，目眩。

夫短气，有微饮，当从小便去之，苓桂术甘汤主之，肾气丸亦主之。

苓桂甘枣汤

茯苓半斤　甘草三两　大枣十五枚　桂枝四两

上四味，以水一斗，先煮茯苓，减二升，纳诸药，取三升，去滓，温服一升，日三服。

发汗后，其人脐下悸者，欲作奔豚。

为则按：当有腹拘急证。

苓桂五味甘草汤

茯苓四两　桂枝四两　甘草三两　五味子半升

上四味，以水八升，煮取三升，去滓，分温三服。

咳逆，倚息不得卧，小青龙汤主之。青龙汤下已，多唾口燥，寸脉沉、尺脉微，手足厥逆，气从小腹上冲胸咽，手足痹，其面翕然如醉状，因复下流阴股，小便难，时复冒者，与苓桂五味甘草汤，治其气冲。

苓甘五味姜辛汤

茯苓四两　甘草　干姜　细辛各三两　五味子半升。

上五味，以水八升，煮取三升，去滓，温服半升，日三服。

冲气即低，而反更咳、胸满者，用桂苓五味甘草汤去桂，加干姜、细辛，以治其咳满。

苓甘姜味辛夏汤

茯苓四两　甘草　细辛　干姜各二两　五味　半夏各半升

上六味，以水八升，煮取三升，去滓，温服半升，日三服。

咳、满即止，而更复渴，冲气复发者，以细辛、干姜为热药也。服之当遂渴，而渴反止者，为支饮也。支饮者，法当冒，冒必呕，呕者复纳半夏，以去其水。

苓甘姜味辛夏仁汤

茯苓四两　甘草三两　五味半升　干姜三两　细辛三两　半夏半升
杏仁半升

上七味，以水一斗，煮取三升，去滓，温服半升，日三服。

水去，呕止，其人形肿者，加杏仁主之。其证应纳麻黄，以其人遂痹，故不纳之。若逆而纳之者，必厥，所以然者，以其人血虚，因麻黄发其阳故也。

苓甘姜味辛夏仁黄汤

茯苓四两　甘草三两　五味半升　干姜三两　细辛三两　半夏半升　杏仁半升　大黄三两

上八味，以水一斗，煮取三升，去滓，温服半升，日三服。

若面热如醉，此为胃热上冲熏其面，加大黄以利之。

为则按： 以上五方，当有惊悸、肉瞤、筋惕等证。

茯苓泽泻汤

茯苓半斤　泽泻四两　甘草二两　桂枝二两　术三两　生姜四两

上六味，以水一斗，煮取三升，纳泽泻，再煮取二升半，温服八合，日三服。

胃反，吐而渴欲饮水者。

为则按： 当有心下悸或小便不利证。

泽 泻 汤

泽泻五两　术二两

上二味，以水二升，煮取一升，分温再服。

心下有支饮，其人苦冒眩。

五 苓 散

猪苓十八铢　泽泻一两六铢半　茯苓十八铢　桂枝半两　术十八铢

上五味，为末，以白饮和服方寸匕，日三服。多饮暖水，汗出愈。

太阳病，发汗后，大汗出，胃中干，烦躁不得眠，欲得饮水者，少少与饮之，令胃气和则愈。若脉浮，小便不利，微热消渴者。

发汗已，脉浮数，烦渴者。

中风，发热六七日，不解而烦，有表里证，渴欲饮水，水入则吐者，名曰水逆。

病在阳，应以汗解之，反以冷水噀之，若灌之，其热被劫不得去，弥更益烦，肉上粟起，意欲饮水，反不渴者，服文蛤散。若不瘥者，与五苓散。寒实结胸，无热证者，与三物小陷胸汤，白散亦可服。

太阳病，寸缓、关浮、尺弱，其人发热、汗出，复恶寒，不呕，但心下痞者，此以医下之也。如其不下者，病人不恶寒而渴者，此转属阳明也。小便数者，大便必硬，不更衣十日，无所苦也。渴欲饮水，少少与之，但以法救之，渴者，宜五苓散①。

霍乱，头痛、发热、身疼痛，热多欲饮水者，五苓散主之；寒多不用水者，理中丸主之。

伤寒，汗出而渴者，五苓散主之；不渴者，茯苓甘草汤主之。

男子消渴，小便反多，以饮一斗，小便一斗，肾气丸主之；脉浮、小便不利、微热消渴者，宜利小便、发汗。

假令瘦人，脐下有悸，吐涎沫而癫眩，此水也。

本以下之，故心下痞，与泻心汤。痞不解，其人渴而口燥烦、小便不利者。

茵陈五苓散

茵陈蒿末十分　五苓散五分

上二物和，先食，饮方寸匕，日三服。

黄疸病。

为则按： 当有小便不利或渴证。

---

① 宜五苓散：原文无"宜五苓散"四字，据《伤寒论》原文改之。

猪 苓 汤

猪苓　茯苓　阿胶　滑石　泽泻各一两

上五味，以水四升，先煮四味，取二升，去滓，纳下阿胶，烊消，温服七合，日三服。

若脉浮，发热，渴欲饮水，小便不利者。

阳明病，汗出多而渴者，不可与猪苓汤，以汗多，胃中燥，猪苓汤复利其小便故也。

少^①阴病，下利六七日，咳而呕、渴，心烦不得眠者。

为则按：当有便脓血证。

猪 苓 散

猪苓　茯苓　术各等份

上三味，杵为散，饮服方寸匕，日三服。

呕吐而病在膈上，后思水者解，急与之，思水者。

牡蛎泽泻散

牡蛎　泽泻　栝楼根　蜀漆　葶苈　商陆根　海藻各等份

上七味，异捣，下筛为散，更入臼中治之，白饮和服方寸匕。小便利，止后服。日三服。

大病瘥后，从腰以下有水气者。

为则按：当有胸腹有动或渴证。

八 味 丸

干地黄八两　山茱萸　薯蓣各四两　泽泻三两　茯苓三两　牡丹皮

---

① 少：原文作"小"，据文义改之。

三两　桂枝　附子各一两

上八味，末之，炼蜜和丸梧子大，酒下十五丸，日再服。

脚气上入，小腹不仁。

虚劳腰痛，少腹拘急，小便不利者。

夫短气，有微饮，当从小便去之，苓桂术甘汤主之，肾气丸亦主之。

男子消渴，小便反多，以饮一斗，小便一斗，肾气丸主之；脉浮，小便不利，微热消渴者，宜利小便、发汗，五苓散主之。

妇人病，饮食如故，烦热不得卧，而反倚息者，何也？曰：此名转胞，不得溺也。以胞系了戾，故致此病，但利小便则愈。

为则按：《外台秘要》作"桂枝二两、附子二两"，今从之。

栝楼瞿麦丸

栝楼根二两　茯苓　薯蓣各三两　附子一枚　瞿麦一两

上五味，末之，炼蜜丸梧子大，饮服三丸，日三服。不知，增至七八丸，以小便利、腹中温为知。

小便不利者，有水气，其人若渴。

为则按：当有心下悸证。

麻　黄　汤

麻黄三两　桂枝二两　甘草一两　杏仁七十个

上四味，以水九升，先煮麻黄，减二升，去上沫，纳诸药，煮取二升半，去滓，温服八合，覆取微似汗，不须啜粥，余如桂枝法将息。

太阳病，头痛、发热、身疼、腰痛、骨节疼痛、恶风、无汗而喘者。

太阳与阳明合病，喘而胸满者，不可下。

太阳病，十日以去，脉浮细而嗜卧者，外已解也。设胸满、胁痛者，与小柴胡汤；脉但浮者。

太阳病，脉浮紧、无汗、发热、身疼痛，八九日不解，表证仍在，此当发其汗。服药已，微除，其人发烦、目瞑，剧者必衄，衄乃解。所以然者，阳气重故也。

脉浮者，病在表，可发汗。

脉浮而数者，可发汗。

伤寒，脉浮紧，不发汗，因致衄者。

阳明中风，脉弦浮大，而短气、腹都满、胁下及心痛，又按之气不通、鼻干、不得汗、嗜卧、一身及面目悉黄、小便难，有潮热，时时哕，耳前后肿，刺之小瘥。外不解，病过十日，脉续浮者，与小柴胡汤。脉但浮，无余证者，与麻黄汤。若不尿、腹满加哕者，不治。

阳明病，脉浮，无汗而喘者，发汗则愈。

麻黄加术汤

于麻黄汤方内，加术四两。

湿家，身烦疼，可与麻黄加术汤，发其汗为宜，慎不可以火攻之。

麻黄甘草汤

甘草二两　麻黄四两

上二味，以水五升，先煮麻黄，去上沫，纳甘草，煮取三升，温服一升，重覆，汗出。不汗，再服。慎风寒。

里水，越婢加术汤主之，甘草麻黄汤亦主之。

为则按：水病而肿胀，或喘，或自汗出，或无汗者，主之。

麻黄附子甘草汤

麻黄二两　甘草二两　附子一枚

上三味，以水七升，先煮麻黄一两沸，去上沫，纳诸药，煮取三升，去滓，温服一升，日三服。

少阴病，得之二三日，麻黄附子甘草汤微发汗，以二三日无里证，故微发汗也。

水之为病，其脉沉小，属少阴。浮者为风，无水、虚胀者为气。水，发其汗即已，脉沉者宜麻黄附子甘草汤，浮者宜杏子汤。

为则按：当有恶寒证。

麻黄附子细辛汤

麻黄二两　细辛二两　附子一枚

上三味，以水一斗，先煮麻黄，减二升，去上沫，纳诸药，煮取三升，去滓，温服一升，日三服。

少阴病始得之，反发热、脉沉者。

为则按：不可无恶寒之证。

麻黄杏仁甘草石膏汤

麻黄四两　杏仁五十个　甘草二两　石膏半斤

上四味，以水七升，先煮麻黄，减二升，去上沫，纳诸药，煮取二升，去滓，温服一升。

发汗后，不可更行桂枝汤。汗出而喘，无大热者。（《金匮》"发汗后"作"下后"）

为则按：当有烦渴证。

麻黄杏仁薏苡甘草汤

麻黄半两　甘草一两　薏苡仁半两　杏仁十个

上锉麻豆大，每服四钱匕，水盏半，煮八分，去滓，温服，有微汗，避风。

病者一身尽疼，发热，日晡所剧者，名风湿。此病伤于汗出当风，或久取冷所致也。

为则按：当有喘满证。《外台》《古今录验》作"薏苡半斤，麻黄四两，甘草、杏仁各二两，上四味，以水五升，煮取二升，分温再服，汗出即愈"，今从之。

牡 蛎 汤

牡蛎四两　麻黄四两　甘草二两　蜀漆三两

上四味，以水八升，先煮蜀漆、麻黄，去上沫，得六升，纳诸药，煮取二升，温服一升。若吐，则勿更服。

治牡疟。

为则按：麻黄甘草汤证而胸腹有动者主之。

麻黄醇酒汤

麻黄三两

上一味，以美清酒五升，煮取二升半，顿服尽。冬月用酒，春月用水煮之。

治黄疸。

为则按：当有喘证。

半夏麻黄丸

半夏　麻黄各等份

上二味，末之，炼蜜和丸小豆大，饮服三丸，日三服。

心下悸者。

为则按：当有喘或呕证。

小青龙汤

麻黄三两　芍药三两　五味子半升　干姜三两　甘草三两　桂枝三两

半夏半升　细辛三两

上八味，以水一斗，先煮麻黄，减二升，去上沫，纳诸药，煮取三升，去滓，温服一升。

加减法：若微利者，去麻黄，加芫花如鸡子。若渴者，去半夏，加栝楼根三两。若噎者，去麻黄，加附子一枚。若小便不利、少腹满，去麻黄，加茯苓四两。若喘者，去麻黄，加杏仁半升。

伤寒表不解，心下有水气，干呕，发热而咳，或渴，或利，或噎，或小便不利、小腹满，或喘者。

伤寒，心下有水气，咳而微喘，发热不渴，服汤已渴者，此寒去欲解也。

病溢饮者，当发其汗，大青龙汤主之，小青龙汤亦主之。

咳逆，倚息不得卧，小青龙汤主之。青龙汤下已，多唾，口燥，寸脉沉、尺脉微，手足厥逆，气从小腹上冲胸咽，手足痹，其面翕然如醉状，因复下流阴股，小便难，时复冒者，与茯苓桂枝五味甘草汤治其气冲。

妇人吐涎沫，医反下之，心下即痞，当先治其吐涎沫，小青龙汤主之。涎沫止，乃治痞，泻心汤主之。

大青龙汤

麻黄六两　桂枝二两　甘草二两　杏仁四十个　生姜三两　大枣十二枚　石膏鸡子大

上七味，以水九升，先煮麻黄，减二升，去上沫，纳诸药，煮取三升，去滓，温服一升，取微似汗。汗出多者，温粉粉之。一服汗者，停后服。汗多亡阳，遂虚，恶风，烦躁，不得眠也。

太阳中风，脉紧，发热恶寒，身疼痛，不汗出而烦躁者，大青龙汤主之。若脉微弱，汗出恶风者，不可服，服之则厥逆、筋惕、肉瞤，此为逆也。

伤寒，脉浮缓，身不疼但重，乍有轻时，无少阴证者，大青龙汤发之。(《后条辨》《续论》皆云"当是小青龙汤证"，今从之。)

病溢饮者，当发其汗，大青龙汤主之，小青龙汤亦主之。

为则按：当有渴证，盖厥逆以下，真武汤之证也。可考。

文 蛤 汤

文蛤五两　麻黄　甘草　生姜各三两　石膏五两　杏仁五十个　大枣十二枚

上七味，以水六升，煮取二升，温服一升，汗出即愈。

吐后，渴欲得水而贪饮者，文蛤汤主之，兼主微风，脉紧，头痛。

为则按：当有喘证。

越 婢 汤

麻黄六两　石膏半斤　生姜三两　大枣十五枚　甘草二两

上五味，以水六升，先煮麻黄，去上沫，纳诸药，煮取三升，分温三服。

风水，恶风，一身悉肿，脉浮，不渴，续自汗出，无大热。

为则按：大青龙汤证而无咳嗽冲逆，有脚挛痛之证者主之。"不渴"当作"渴"。"自汗出"之下，当有"或无汗"字。

越婢加术汤

于越婢汤方内，加术四两。

里水者，一身面目黄肿，其脉沉，小便不利，故令病水；假如小便自利，此亡津液，故令渴也。

里水，越婢加术汤主之，甘草麻黄汤亦主之。

治内极热，则身体津脱，腠理开，汗大泄，厉风气，下焦脚弱。

越婢加半夏汤

于越婢汤方内，加半夏半升。

咳而上气，此为肺胀，其人喘，目如脱状，脉浮大者。

为则按：当有烦渴、呕逆证。

葛 根 汤

葛根四两　麻黄三两　桂枝二两　芍药二两　甘草二两　生姜三两
大枣十二枚

上七味，㕮咀，以水一斗，先煮麻黄、葛根减二升，去沫，纳诸药，煮取三升，去滓，温服一升，覆取微似汗，不须啜粥，余如桂枝法将息及禁忌。

太阳病，项背强几几，无汗，恶风。

太阳与阳明合病者，必自下利。

太阳病，无汗而小便反少，气上冲胸，口噤不得语，欲作刚痉。

为则按：合病、并病说，非疾病医事也。

葛根加半夏汤

于葛根汤方内，加半夏半升。

太阳与阳明合病，不下利，但呕者。

葛根黄连黄芩汤

葛根半斤　甘草二两　黄芩二两　黄连三两

上四味，以水八升，先煮葛根，减二升，纳诸药，煮取二升，去滓，分温再服。

太阳病，桂枝证，医反下之，利遂不止，脉促者，表未解也。喘而汗出者。

为则按： 当有项背强急、心悸证。

小柴胡汤

柴胡半斤　黄芩三两　人参三两　甘草三两　半夏半斤　生姜三两
大枣十二枚

上七味，以水一斗二升，煮取六升，去滓再煎，取三升，温服一
升，日三服。

加减法：若胸中烦而不呕，去半夏、人参，加栝楼实一枚。若渴
者，去半夏，加人参，合前成四两半，栝楼根四两。若腹中痛者，去
黄芩，加芍药三两。若胁下痞硬，去大枣，加牡蛎四两。若心下悸、
小便不利者，去黄芩，加茯苓四两。若不渴，外有微热者，去人参，
加桂三两，温覆取微汗愈。若咳者，去人参、大枣、生姜，加五味子
半升、干姜二两。

伤寒六七日，中风，往来寒热，胸胁苦满，默默不欲饮食，心烦
喜呕，或胸中烦而不呕，或渴，或腹中痛，或胁下痞硬，或心下悸、
小便不利，或不渴、身有微热，或咳者。

太阳病，十日以去，脉浮细而嗜卧者。外已解也，设胸满胁痛
者，与小柴胡汤。脉但浮者，麻黄汤主之。

血弱气尽，腠理开，邪气因入与正气相搏，结于胁下，正邪分
争，往来寒热，休作有时，默默不欲饮食。脏腑相连，其痛必下，邪
高痛下，故使呕也。

服柴胡汤已，渴者，属阳明也，以法治之。

得病六七日，脉迟浮弱，恶风寒，手足温，医二三下之，不能
食，而胁下满痛，面目及身黄，颈项强，小便难者，与柴胡汤，后必
下重，本渴而饮水呕者，柴胡汤不中与也，食谷者哕。

伤寒四五日，身热，恶风，颈项强，胁下满，手足温而渴者。

伤寒，阳脉涩、阴脉弦，法当腹中急痛者，先与小建中汤，不

瘥者。

伤寒中风，有柴胡证，但见一证便是，不必悉具。

凡柴胡汤病证而下之，若柴胡证不罢者，复与柴胡汤，必蒸蒸而振，却发热汗出而解。

太阳病，过经十余日，反二三下之，后四五日，柴胡证仍在者，先与小柴胡汤，呕不止，心下急，郁郁微烦者，为未解也，与大柴胡下之则愈。

伤寒十三日不解，胸胁满而呕，日晡所发潮热，已而微利，此本柴胡证，下之而不得利，今反利者，知医以丸药下之，非其治也。潮热者，实也，先宜小柴胡汤以解外，后以柴胡加芒硝汤主之。

妇人中风七八日，续得寒热，发作有时，经水适断者，此为热入血室，其血必结，故使如疟状，发作有时。

伤寒五六日，头汗出、微恶寒、手足冷、心下满、口不欲食、大便硬、脉细者，此为阳微结，必有表，复有里也。脉沉，亦在里也。汗出为阳微，假令纯阴结，不得复有外证，悉入在里，此为半在里、半在外也。脉虽沉紧，不得为少阴病，所以然者，阴不得有汗，今头汗出，故知非少阴也，可与小柴胡汤。设不了了者，得屎而解。

伤寒五六日，呕而发热者，柴胡汤证具，而以他药下之，柴胡证仍在者，复与柴胡汤。此虽已下之，不为逆，必蒸蒸而振，却发热汗出而解。若心下满而硬痛者，此为结胸也，大陷胸汤主之；但满而不痛者，此为痞，柴胡不中与之，宜半夏泻心汤。

阳明病，发潮热，大便溏，小便自可，胸胁满不去者。

阳明病，胁下硬满，不大便而呕，舌上白苔者，可与小柴胡汤。上焦得通，津液得下，胃气因和，身濈然而汗出解也。

阳明中风，脉弦浮大，而短气，腹都满，胁下及心痛，又按之气不通，鼻干，不得汗，嗜卧，一身及面目悉黄，小便难，有潮热，时时哕，耳前后肿，刺之小瘥。外不解，病过十日，脉续浮者，与小柴胡汤；脉但浮，无余证者，与麻黄汤；若不尿，腹满加哕者，不治。

本太阳病不解，转入少阳者，胁下硬满，干呕不能食，往来寒热，尚未吐下，脉沉紧者。

若已吐、下、发汗、温针，谵语，柴胡证罢，此为坏病，知犯何逆，以法治之。

呕而发热者。

伤寒瘥已后，更发热者，小柴胡汤主之。脉浮者，以汗解之；脉沉实者，以下解之。

诸黄，腹痛而呕者。

新产妇人有三病：一者病痉，二者病郁冒，三者大便难。何谓也？曰：新产血虚，多汗出，喜中风，故令病痉。亡血复汗，寒多，故令郁冒。亡津液，胃燥，故大便难。

产妇郁冒，其脉微弱，不能食，大便反坚，但头汗出。所以然者，血虚而厥，厥而必冒。冒家欲解，必大汗出。以血虚下厥，孤阳上出，故头汗出。所以产妇喜汗出者，亡阴血虚，阳气独盛，故当汗出，阴阳乃复。大便坚，呕不能食。

妇人在草蓐，自发露得风，四肢苦烦热，头痛者，与小柴胡汤；头不痛，但烦者，三物黄芩汤主之。

柴胡加芒硝汤

于小柴胡汤方内，加芒硝六两。

伤寒十三日不解，胸胁满而呕，日晡所发潮热，已而微利，此本柴胡证，下之而不得利，今反利者，知医以丸药下之，非其治也。潮热者，实也。先宜小柴胡汤以解外，后以柴胡加芒硝汤① 主之。

---

① 原文无"汤"字，据文义及《伤寒论》改。

为则按： 小柴胡汤证而有坚块者主之。

柴胡去半夏加栝楼汤

于小柴胡汤方内，去半夏，加栝楼根四两。

治疟病发渴者，亦治劳疟。

为则按： 当有胸胁苦满证。

柴胡加桂枝汤

桂枝　黄芩　人参各一两　甘草一两　半夏二合半　芍药一两半　大枣六枚　生姜一两半　柴胡四两

上九味，以水七升，煮取三升，去滓，温服一升，日三服。

伤寒六七日，发热，微恶寒，肢节烦疼，微呕，心下支结，外证未去者。

发汗多亡阳，谵语者，不可下，与柴胡桂枝汤，和其荣卫以通津液，后自愈。

心腹卒中痛者。

柴胡姜桂汤

柴胡半斤　桂枝三两　干姜三两　栝楼根四两　黄芩三两　牡蛎三两　甘草二两

上七味，以水一斗二升，煮取六升，去滓再煎，取三升，温服一升，日三服。初服微烦，复服汗出便愈。

伤寒五六日，已发汗而复下之，胸胁满，微结，小便不利，渴而不呕，但头汗出，往来寒热，心烦者，此为未解也。

疟，寒多，微有热，或但寒不热者。

为则按： 头汗出者，是冲逆也。又曰：当有胸胁有动证。

柴胡加龙骨牡蛎汤

半夏二合　大枣六枚　柴胡四两　生姜　人参　龙骨　铅丹　桂枝　茯苓各一两半　大黄二两　牡蛎一两半

上十一味，以水八升，煮取四升，纳大黄切如棋子，更煮一二沸，去滓，温服一升。

伤寒八九日下之，胸满烦惊，小便不利，谵语，一身尽重，不可转侧者。

为则按：当有胸腹有动证。《玉函经》无"切如棋子"四字，"一二沸"作"取二升"，今从之。

大柴胡汤

柴胡半斤　黄芩三两　芍药三两　半夏半升　生姜五两　枳实四枚　大枣十二枚

上七味，以水一斗二升，煮取六升，去滓再煎，温服一升，日三服。一方用大黄二两。若不加大黄，恐不为大柴胡汤也。

太阳病，过经十余日，反二三下之，后四五日，柴胡证仍在者，先与小柴胡汤，呕不止，心下急，郁郁微烦者，为未解也，与大柴胡汤，下之则愈。

伤寒十余日，热结在里，复往来寒热者，与大柴胡汤；但结胸，无大热者，此为水结在胸胁也，但头微汗出者，大陷胸汤主之。

伤寒，发热汗出，不解，心下痞硬，呕吐而下利者。

按之心下满痛者，此为实也，当下之。

伤寒后，脉沉，沉者，内实也，下解之。

为则按：小柴胡汤证而胸腹拘挛可下者主之。又按：本方当有大黄。《玉函经》"再煎"下有"取三升"三字。又曰："一方"以下，注文也。

白 虎 汤

知母六两　　石膏一斤　　甘草二两　　粳米六合

上四味，以水一斗，煮米熟，汤成，去滓，温服一升，日三服。

伤寒，脉浮滑，此表有热，里有寒。

三阳合病，腹满，身重，难以转侧，口不仁而面垢，谵语，遗尿，发汗则谵语，下之则额上生汗，手足逆冷，若自汗出者。

伤寒，脉滑而厥者，里有热也。

为则按： 以上三条，非白虎汤证，乃于“白虎加人参汤”条下辨之。又曰：煎法可从白虎加桂枝汤。

白虎加人参汤

于白虎汤方内，加人参三两。

服桂枝汤，大汗出后，大烦渴不解，脉洪大者。

伤寒病，若吐，若下后，七八日不解，热结在里，表里俱热，时时恶风，大渴，舌上干燥而烦，欲饮水数升者。

伤寒，无大热，口燥渴，心烦，背微恶寒者。

伤寒，脉浮，发热，无汗，其表不解者，不可与白虎汤。渴欲饮水，无表证者。

若渴欲饮水，口干舌燥者。

为则按： 以上四章，《千金方》作“白虎汤主之”，《外台》亦同，而方后曰《伤寒论》方”，今从之。

太阳中热者也，暍是也，汗出，恶寒，身热而渴。

为则按： 此方白虎汤证而心下痞硬者主之。

白虎加桂枝汤

于白虎汤方内，加桂枝三两。

上以水一斗五升，煮取八升，去滓，温服。

温疟者，其脉如平，身无寒但热，骨节疼烦，时呕。

为则按：当有烦渴、冲逆证。

小承气汤

大黄四两　厚朴二两　枳实三枚

以上三味，以水四升，煮取一升二合，去滓，分温二服。初服汤，当更衣，不尔者，尽饮之。若更衣者，勿服之。

阳明病，脉迟，虽汗出，不恶寒者，其身必重，短气、腹满而喘、有潮热者，此外欲解，可攻里也。手足濈然而汗出者，此大便已硬也，大承气汤主之。若汗多，微发热恶寒者，外未解也。其热不潮，未可与承气汤。若大便①不通者，可与小承气汤，微和胃气，勿令大泄下。

伤寒，不大便六七日，头痛有热者，与承气汤；其小便清者，知不在里，仍在表也，当须发汗。若头痛者，必衄。宜桂枝汤。

阳明病，潮热，大便微硬者，可与大承气汤。不硬者，不与之。若不大便六七日，恐有燥屎，欲知之法，少与小承气汤，汤入腹中，转矢气者，此有燥屎，乃可攻之；若不转矢气者，此但初头硬，后必溏，不可攻之，攻之必胀满，不能食也。欲饮水者，与水则哕，其后发热者，必大便复硬而少也，以小承气汤和之。不转矢气者，慎不可攻也。

阳明病，其人多汗，以津液外出，胃中燥，大便必硬，硬则谵语，小承气汤主之。若一服谵语止，更莫复服。

阳明病，谵语，发潮热，脉滑而疾者，小承气汤主之。因与承气汤一升，腹中转矢气者，更服一升。若不转矢气，勿更与之。明日不

---

① "便"原文作"满"，据文义及《伤寒论》改。

大便，脉反微涩者，里虚也，为难治，不可更与承气汤也。

太阳病，若吐，若下，若发汗，微烦，小便数，大便因硬者，与小承气汤和之愈。

得病二三日，脉弱，无太阳、柴胡证，烦躁，心下硬，至四五日，虽能食，以小承气汤少少与，微和之，令小安。至六日，与承气汤一升。若不大便六七日，小便少者，虽不能食，但初头硬，后必溏，未定成硬，攻之必溏。须小便利，屎定硬，乃可攻之，宜大承气汤。

下利，谵语者，有燥屎也。

大便不通，哕数，谵语者。

厚朴三物汤

厚朴八两　大黄四两　枳实五枚

上三味，以水一斗二升，先煮二味，取五升，纳大黄，煮取三升，温服一升，以利为度。

痛而闭者。

为则按：小承气汤证而腹满甚。

厚朴七物汤

厚朴半斤　甘草三两　大黄三两　大枣十枚　枳实五枚　桂枝二两
生姜五两

上七味，以水一斗，煮取四升，温服八合，日三服。呕者加半夏五合，下利，去大黄，寒多者，加生姜至半斤。

病腹满、发热十日，脉浮而数，饮食如故。

为则按：此方合厚朴三物汤，桂枝去芍药汤而加生姜二两也。由是观之，当有二方之证而上逆呕证。

大承气汤

大黄四两　厚朴半斤　枳实五枚　芒硝三合

上四味，以水一斗，先煮二物，取五升，去滓，纳大黄，煮取二升，去滓，纳芒硝，更上火微煮①一两沸，分温再服。得下，余勿服。

阳明病，脉迟，虽汗出，不恶寒者，其身必重，短气，腹满而喘，有潮热者，此外欲解，可攻里也。手足濈然而汗出者，此大便已硬也，大承气汤主之。若汗多，微发热，恶寒者，外未解也。其热不潮，未可与承气汤。若腹大满不通者，可与小承气汤，微和胃气，勿令大泄下。

阳明病，潮热，大便微硬者，可与大承气汤；不硬者，不与之。若不大便六七日，恐有燥屎，欲知之法，少与小承气汤，汤入腹中，转矢气者，此有燥屎，乃可攻之；若不转矢气者，此但初头硬，后必溏，不可攻之，攻之必胀满不能食也。欲饮水者，与水则哕，其后发热者，必大便复硬而少也，以小承气汤和之，不转矢气者，慎不可攻也。

伤寒，若吐，若下后，不解，不大便五六日，上至十余日，日晡所发潮热，不恶寒，独语如见鬼状。若剧者，发则不识人，循衣摸床，惕而不安，微喘，直视，脉弦者生，涩者死，微者但发热、谵语者，大承气汤主之。若一服利，止后服。

阳明病，谵语，有潮热，反不能食者，胃中必有燥屎五六枚也。若能食者，但硬尔。

汗出、谵语者，以有燥屎在胃中，此为风也，须下之，过经乃可下之。下之若早，语言必乱，以表虚里实故也，下之则愈。

二阳并病，太阳证罢，但发潮热，手足漐漐汗出，大便难而谵语

---

① 原文无"煮"字，据文义及《伤寒论》补。

者，下之则愈。

阳明病下之，心中懊侬而烦，胃中有燥屎者，可攻。腹微满，初头硬，后必溏，不可攻之。若有燥屎者。

病人烦热，汗出则解，又如疟状，日晡所发热者，属阳明也，脉实者宜下之，脉浮虚者宜发汗。下之与大承气汤，发汗宜桂枝汤。

大下后，六七日不大便，烦不解，腹满痛者，此有燥屎也。所以然者，本有宿食故也。

病人小便不利，大便乍难乍易，时有微热，喘冒不能卧者，有燥屎也。

得病二三日，脉弱，无太阳、柴胡证，烦躁、心下硬，至四五日，虽能食，以小承气汤少少与，微和之，令小安，至六日，与承气汤一升。若不大便六七日，小便少者，虽不能食，但初头硬，后必溏，未定成硬，攻之必溏。须小便利，屎定硬，乃可攻之。

伤寒六七日，目中不了了，睛不和，无表里证，大便难，身微热者，此为实，急下之。

阳明发热，汗多者，急下之。

发汗不解，腹满痛者，急下之。

腹满不减，减不足言，当下之。

阳明、少阳合病，必下利，其脉不负者，顺也。负者，失也。互相克贼，名为负也。脉滑而数者，有宿食也，当下之。

少阴病，得之二三日，口燥咽干者、急下之。

少阴病，自利清水，色纯青，心下必痛，口干燥者，急下之。

少阴病六七日，腹胀，不大便者，急下之。

下利，三部脉皆平，按之心下硬者，急下之。

下利，脉迟而滑者，内实也，利未欲止，当下之。

人病有宿食，何以别之？曰：寸口脉浮而大，按之反涩，尺中亦微而涩，故知有宿食，当下之。

下利，不欲食者，以有宿食故也，当下之。下利瘥后，至其年月日复发者，以病不尽故也，当下之。

下利，脉反滑，当有所去，下之乃愈。

病腹中满痛者，此为实也，当下之。

脉双弦而迟者，必心下硬。脉大而紧者，阳中有阴也，可以下之。

痉为病，胸满，口噤，卧不着席，脚挛急，必龂齿。

病解，能食，七八日更发热，此为胃实。

产后七八日，无太阳证，少腹坚痛，此恶露不尽，不大便，烦躁发热，切脉微实，再倍发热，日晡时烦躁者，不食，食则谵语，至夜即愈，宜大承气汤主之。热在里，结在膀胱也。

大黄黄连泻心汤

大黄二两　黄连一两

上二味，以麻沸汤二升，渍之须臾，绞去滓，分温再服。

心下痞，按之濡，其脉关上浮者。

伤寒大下后，复发汗，心下痞，恶寒者，表未解也，不可攻痞。当先解表，表解乃可攻痞。解表宜桂枝汤，攻痞宜大黄黄连泻心汤。

为则按： 当有心悸证。

泻 心 汤

大黄二两　黄连　黄芩各一两

上二味，以水三升，煮取一升，顿服之。

心气不足，吐血、衄血。

本以下之故，心下痞，与泻心汤，痞不解，其人渴而口燥烦，小便不利者，五苓散主之。

妇人吐涎沫，医反下之，心下即痞，当先治其吐涎沫，以小青龙汤主之。涎沫止，乃治痞，泻心汤主之。

为则按：煎法当从大黄黄连泻心汤、附子泻心汤之法也。又曰："不足"，《千金》作"不定"，今从之。

附子泻心汤

于泻心汤方内，加附子一枚。

上四味，切三味，以麻沸汤二升，渍之须臾，绞去滓，纳附子汁，分温再服。

心下痞，而复恶寒、汗出者。

大黄附子汤

大黄三两　附子三枚　细辛二两

上三味，以水五升，煮取二升，分温三服。若强人，煮取二升半，分温三服。服后如人行四五里，进一服。

胁下偏痛，发热，其脉紧弦，此寒也，以温药下之。

大黄甘遂汤

大黄四两　甘遂二两　阿胶二两

上三味，以水三升，煮取一升，顿服之，其血当下。

妇人少腹满如敦①状，小便微难而不渴，生后，此为水与血俱结在血室也。

抵当汤

水蛭三十个　虻虫三十个　桃仁二十个　大黄三两

上四味，为末，以水五升，煮取三升，去滓，温服一升，不下，

① 敦：古代礼器，盛食之具，上下稍小，中部较丰满隆大。

再服。

太阳病六七日，表证仍在，脉微而沉，反不结胸，其人发狂者，以热在下焦，少腹当硬满，小便自利者，下血乃愈。所以然者，以太阳随经，瘀热在里故也。

太阳病，身黄，脉沉结，少腹硬，小便不利者，为无血也；小便自利，其人如狂者，血证谛也。

阳明证，其人喜忘者，必有蓄血。所以然者，本有久瘀血，故令喜忘。屎虽硬，大便反易，其色必黑。

病人无表里证，发热七八日，虽脉浮数者，可下之。假令已下，脉数不解，合热则消谷善饥，至六七日不大便者，有瘀血。

妇人经水不利下。

抵 当 丸

水蛭二十个　虻虫二十五个　桃仁二十个　大黄三两

上四味，杵，分为四丸，以水一升，煮一丸，取七合服之，晬时当下血。若不下者，更服。

伤寒有热，少腹满应，小便不利，今反利者，为有血也，当下之，不可余药。

橘皮大黄朴硝汤

橘皮一两　大黄二两　朴硝二两

上三味，以水一大升，煮至小升，顿服即消。

鲙食之在心胸间不化，吐复不出，速下除之，久成癥病。

大黄硝石汤

大黄　黄柏　硝石各四两　栀子十五枚

上四味，以水六升，煮取三升，去滓，纳硝石，更煮取一升，顿服。

黄疸，腹满，小便不利而赤，自汗出，此为表和里实，当下之。

大黄牡丹皮汤

大黄四两　牡丹皮一两　桃仁五十个　瓜子半升　芒硝三合

上五味，以水六升，煮取一升，去滓，纳芒硝，再煎沸，顿服之。有脓当下，如无脓，当下血。

肠痈者，小腹肿痞，按之即痛如淋，小便自调，时时发热，自汗出，复恶寒，其脉迟紧者，脓未成，可下之，当有血。脉洪数者，脓已成，不可下也。

为则按：《千金方》作"牡丹皮三两、瓜子一升、芒硝二两"。瓜子一升，今当十两。

大黄甘草汤

大黄四两　甘草一两

上二味，以水三升，煮取一升，分温再服。

食已即吐者。

为则按： 当有急迫证

调胃承气汤

大黄四两　甘草二两　芒硝半斤

上三味，哎咀，以水三升，煮取一升，去滓，纳芒硝，更上火微煮令沸，少少温服。

伤寒，脉浮，自汗出，小便数，心烦，微恶寒，脚挛急，反与桂枝汤，欲攻其表，此误也。得之便厥，咽中干，烦躁，吐逆者，作甘草干姜汤与之，以复其阳。若厥愈，足温者，更作芍药甘草汤与之，其脚即伸。若胃气不和，谵语者，少与调胃承气汤。若重发汗，复加烧针者，四逆汤主之。

发汗后，恶寒者，虚故也；不恶寒，但热者，实也，当和胃气。

太阳病未解，阴阳脉俱停，必先振栗汗出而解；但阳脉微者，先汗出而解；但阴脉微者，下之而解。若欲下之。

伤寒十三日不解，过经谵语者，以有热也，当以汤下之。若小便利者，大便当硬，而反下利，脉调和者，知医以丸药下之，非其治也。若自下利者，脉当微厥，今反和者，此为内实也。

太阳病，过经十余日，心下温温欲吐，而胸中痛，大便反溏，腹微满，郁郁微烦，先此时自极吐下者，与调胃承气汤。若不尔者，不可与。但欲呕、胸中痛、微溏者，此非柴胡证，以呕故知极吐下也。

阳明病，不吐，不下，心烦者。

太阳病三日，发汗不解，蒸蒸发热者，属胃也。

伤寒吐后，腹胀满者。

大便不通，胃气不和者。

为则按：但急迫而大便不通者主之。

桃核承气汤

桃仁五十个　桂枝二两　大黄四两　芒硝二两　甘草二两

上五味，以水七升，煮取二升半，去滓，纳芒硝，更上火微沸，下火，先食温服五合，日三服，当微利。

太阳病不解，热结膀胱，其人如狂，血自下，下者愈。其外不解者，尚未可攻，当先解外。外解已，但少腹急结者，乃可攻之。

下瘀血汤

大黄二两　桃仁三十个　䗪虫二十枚

上三味，末之，炼蜜和为四丸，以酒一升煎一丸，取八合，顿服之，新血下如豚肝。

产妇腹痛，法当以枳实芍药散，假令不愈者，此为腹中有干血着脐下，宜下瘀血汤主之，亦主经水不利。

土瓜根散

土瓜根　芍药　桂枝　䗪虫各三分

上四味，杵为散，酒服方寸匕，日三服。

带下，经水不利，少腹满痛，经一月再见者。

阴㿗肿。

甘 草 汤

甘草二两

上一味，以水三升，煮取一升半，去滓，温服七合，日二服。

少阴病二三日，咽痛者，可与甘草汤；不瘥者，与桔梗汤。

为则按：甘草主急迫者也。

桔 梗 汤

桔梗一两　甘草一两

上二味，以水三升，煮取一升，去滓，分温再服。

少阴病二三日，咽痛者，可与甘草汤；不瘥者，与桔梗汤。

咳而胸满，振寒，脉数，咽干，不渴，时出浊唾、腥臭，久久吐脓如米粥者，为肺痈。

为则按：黏痰如脓者主之。

排 脓 汤

甘草二两　桔梗三两　生姜一两　大枣十枚

上四味，以水三升，煮取一升，温服五合，日再服。

为则按：有黏痰或脓血，而急迫者主之。

芍药甘草汤

芍药四两　甘草四两

上二味，㕮咀，以水三升，煮取一升半，去滓，分温再服之。

伤寒，脉浮，自汗出，小便数，心烦，微恶寒，脚挛急，反与桂枝汤，欲攻其表，此误也。得之便厥，咽中干，烦躁，吐逆者，作甘草干姜汤与之，以复其阳。若厥愈，足温者，更作芍药甘草汤与之，其脚即伸。若胃气不和，谵语者，少与调胃承气汤。若重发汗，复加烧针者，四逆汤主之。

甘遂半夏汤

甘遂三枚　半夏十二枚　芍药五枚　甘草指大一枚

上四味，以水二升，煮取半升，去滓，以蜜半升和药汁，煎取八合，顿服之。

病者脉伏，其人欲自利，利反快。虽利，心下续坚满，此为留饮欲去故也。

为则按：芍药甘草汤加减之方也，故当有挛急证。

芍药甘草附子汤

芍药三两　甘草三两　附子一枚

以上三味，以水五升，煮取一升五合，去滓，分温服。

发汗，病不解，反恶寒者，虚故也。

为则按：芍药甘草汤证而恶寒者主之。

甘麦大枣汤

甘草三两　小麦一升　大枣十枚

上三味，以水六升，煮取三升，分温三服。

妇人脏躁，喜悲伤欲哭，象如神灵所作，数欠伸。

为则按： 急迫而狂惊者主之。

甘草粉蜜汤

甘草二两　粉一两　蜜四两

上三味，以水三升，先煮甘草，取二升，去滓，纳粉、蜜，搅令和，煎如薄粥，温服一升，瘥即止。

蛔虫之为病，令人吐涎，心痛发作有时，毒药不止。

生姜甘草汤

生姜五两　人参三两　甘草四两　大枣十五枚

上四味，以水七升，煮取三升，分温三服。

肺痿，咳唾涎沫不止，咽燥而渴。

为则按： 当有心下痞硬强急证。

甘草干姜汤

甘草四两　干姜二两

上咬咀，以水三升，煮取一升五合，去滓，分温再服。

肺痿，吐涎沫而不咳者，其人不渴，必遗尿，小便数。所以然者，以上虚不能制下故也。此为肺中冷，必眩，多涎唾，甘草干姜汤以温之。若服汤已，渴者，属消渴。

伤寒，脉浮，自汗出，小便数，心烦，微恶寒，脚挛急，反与桂枝汤，欲攻其表，此误也。得之便厥，咽中干，烦躁，吐逆者，作甘草干姜汤与之，以复其阳。若厥愈，足温者，更作芍药甘草汤与之，其脚即伸。若胃气不和，谵语者，少与调胃承气汤。若重发汗，复加烧针者，四逆汤主之。

为则按： 当有急迫证。

四 逆 汤

甘草二两　干姜一两半　附子一枚

上三味，㕮咀，以水三升，煮取一升二合，去滓，分温再服。强人可大附子一枚、干姜三两。

伤寒，脉浮，自汗出，小便数，心烦，微恶寒，脚挛急，反与桂枝汤，欲攻其表，此误也。得之便厥，咽中干，烦躁，吐逆者，作甘草干姜汤与之，以复其阳。若厥愈，足温者，更作芍药甘草汤与之，其脚即伸。若胃气不和，谵语者，少与调胃承气汤。若重发汗，复加烧针者，四逆汤主之。

伤寒，医下之，续得下利清谷不止，身疼痛者，急当救里；后身疼痛，清便自调者，急当救表。救里宜四逆汤，救表宜桂枝汤。

病发热、头痛，脉反沉，若不瘥，身体疼痛，当救其里。

脉浮而迟，表热里寒，下利清谷者。

自利，不渴者，属太阴，以其脏有寒故也，当温之，宜服四逆辈。

少阴病，脉沉者，急温之。

少阴病，饮食入口则吐，心中温温欲吐，复不能吐，始得之，手足寒，脉弦迟者，此胸中实，不可下也，当吐之。若膈上有寒饮，干呕者，不可吐也，急温之。

大汗出，热不去，内拘急，四肢厥，又下利，厥逆而恶寒者。

大汗，若大下利而厥冷者。

下利，腹胀满，身体疼痛者，先温其里，乃攻其表。温里，四逆汤；攻表，桂枝汤。

呕而脉弱，小便复利，身有微热，见厥者难治。

吐利，汗出，发热恶寒，四肢拘急，手足厥冷者。既吐且利，小便复利，而大汗出，下利清谷，内寒外热，脉微欲绝者。

为则按： 此甘草，君药也。

通脉四逆汤

甘草二两　附子一枚　干姜三两

上三味，以水三升，煮取一升二合，去滓，分温再服，其脉即出者愈。

后加减法：面色赤者，加葱九茎。腹中痛者，去葱，加芍药二两。呕者，加生姜二两。咽痛者，去芍药，加桔梗一两。利止，脉不出者，去桔梗，加人参一两。

少阴病，下利清谷，里寒外热，手足厥逆，脉微欲绝，身反不恶寒，其人面赤色，或腹痛，或干呕，或咽痛，或利止，脉不出者。

下利清谷，里寒外热，汗出而厥者。

为则按：当作"附子大者一枚"，以干姜知其然。甘草，新校正作"三两"是也。

四逆加人参汤

于四逆汤方内，加人参一两。

恶寒，脉微而复利，利止，亡血也。

为则按：当有心下轻病也，辨之《药征》"人参"条下。

茯苓四逆汤

茯苓六两　人参一两　甘草二两　干姜一两半　附子一枚

上五味，以水五升，煮取三升，去滓，温服七合，日三服。

发汗，若下之，病仍不解，烦躁者。

为则按：当有心下悸、恶寒证。

通脉四逆加猪胆汁汤

于四逆汤方内，加猪胆汁半合。如无猪胆，以羊胆代之。

吐已，下断，汗出而厥，四肢拘急不解，脉微欲绝者。

干姜附子汤

干姜一两　附子一枚

上二味，以水三升，煮取一升，去滓，顿服。

下之后，复发汗，昼日烦躁不得眠，夜而安静，不呕，不渴，无表证，脉沉微，身无大热者。

附子粳米汤

附子一枚　半夏半升　甘草一两　大枣十枚　粳米半升

上五味，以水八升，煮米熟，汤成，去滓，温服一升，日三服。

腹中寒气，雷鸣切痛，胸胁逆满，呕吐。

薏苡附子散

薏苡仁十五两　大附子十枚

上二味，杵为散，服方寸匕，日三服。

胸痹缓急者。

为则按：当有恶寒或浮肿证。

薏苡附子败酱散

薏苡仁十分　附子二分　败酱五分

上三味，杵为末，取方寸匕，以水二升，煎减半，顿服，小便当下。

肠痈之为病，其身甲错，腹皮急，按之濡，如肿状，腹无积聚，身无热，脉数，此为肠内有痈脓。

白 通 汤

葱白四茎　干姜一两　附子一枚

上三味，以水三升，煮取一升，去滓，分温再服。

少阴病，下利。

为则按： 当有气逆证。

白通加猪胆汁汤

葱白四茎　干姜一两　附子一枚　人尿五合　猪胆汁一合

以上三味，以水三升，煮取一升，去滓，纳胆汁、人尿，和令相得，分温再服。若无胆，亦可用。

少阴病，下利，脉微者，与白通汤。利不止，厥逆，无脉，干呕，烦者，白通加猪胆汁汤主之。服汤，脉暴出者死，微续者生。

大乌头煎

乌头大者五枚

上以水三升，煮取一升，去滓，纳蜜二升，煎令水气尽，取二升，强人服七合，弱人五合。不瘥，明日更服，不可一日再服。

腹痛，脉弦而紧。弦则卫气不行，即恶寒；紧则不欲食。邪正相搏，即为寒疝。寒疝绕脐痛，若发则自汗出，手足厥冷，其脉沉弦者。

乌 头 汤

麻黄　芍药　黄芪各三两　甘草三两　川乌五枚。㕮咀，以蜜二升，煎取一升，即出乌头

上五味，㕮咀四味，以水三升，煮取一升，去滓，纳蜜煎中，更煎之，服七合，不知，尽服之。

病历节，不可屈伸，疼痛。

脚气，疼痛，不可屈伸。

寒疝，腹中绞痛，贼风入攻五脏，拘急不得转侧，发作有时，使

人阴缩，手足厥逆。

为则按：当有自汗、盗汗、浮肿证。

赤　丸

茯苓四两　半夏四两，一方用桂　乌头二两　细辛一两

上四味，末之，纳真朱为色，炼蜜，丸如麻子大。先食酒饮下三丸，日再夜一服。不知，稍增之，以知为度。

寒气厥逆。

为则按：当有心下悸及呕而腹痛证。

真　武　汤

茯苓三两　芍药三两　生姜三两　术二两　附子一枚

上五味，以水八升，煮取三升，去滓，温服七合，日二服。

后加减法：若咳者，加五味半升，细辛、干姜各一两；若小便利者，去茯苓；若下利者，去芍药，加干姜二两；若呕者，去附子，加生姜，足前成半斤。

少阴病，二三日不已，至四五日，腹痛，小便不利，四肢沉重、疼痛，自下利者，此为有水气。其人或咳，或小便利，或下利，或呕者。

太阳病，发汗，汗出不解，其人仍发热，心下悸，头眩，身眴动，振振欲擗地者。

附　子　汤

附子二枚　茯苓三两　人参二两　术四两　芍药三两

上五味，以水八升，煮取三升，去滓，温服一升，日三服。

少阴病，得之一二日，口中和，其背恶寒者，当灸之。

少阴病，身体痛，手足寒，骨节痛，脉沉者。

为则按：当有小便不利、心下悸或痞硬证，《药征》辨之。

天 雄 散

天雄三两（当作"三枚"）　术八两　桂枝六两　龙骨三两

上四味，杵为散，酒服半钱匕，日三服，不知，稍增之。

为则按：失精家，而小便不利，脐下有动，或恶寒，或冲逆者主之。《药征》辨之。

栀子豉汤

栀子十四枚　香豉四合

上二味，以水四升，先煮栀子，得二升半，纳豉，煮取一升半，去滓，分为二服，温进一服。得吐者，止后服。

发汗、吐下后，虚烦不得眠，若剧者必反覆颠倒，心中懊𢙐。

发汗，若下之，而烦热、胸中窒者。

伤寒五六日，大下之后，身热不去，心中结痛者，未欲解也。

阳明病，脉浮而紧，咽燥口苦，腹满而喘，发热汗出，不恶寒，反恶热，身重。若发汗则躁，心愦愦，反谵语。若加烧针，必怵惕，烦躁不得眠。若下之，则胃中空虚，客气动膈，心中懊𢙐，舌上胎者。

阳明病，下之，其外有热，手足温，不结胸，心中懊𢙐，饥不能食，但头汗出者。

下利后更烦，按之心下濡者，为虚烦也。

为则按：《集注》曰：旧本有"一服得吐，止后服"七字，此因瓜蒂散中有香豉而误传，于此今为删正。余亦从之，以下效之。

栀子甘草豉汤

栀子豉汤方内，加入甘草二两。

栀子豉汤证而若少气者。

栀子生姜豉汤

栀子豉汤方内，加生姜五两。

栀子豉汤证而若呕者。

为则曰： 以上二方证，以"若"字者冠栀予豉汤证之辞，今裂而列之，故敢加"栀子豉汤证而"六字以通其意也。

枳实栀子豉汤

枳实三枚　栀子十四枚　豉一升

上三味，以清浆水七升，空煮取四升，纳枳实、栀子，煮取二升，下豉，更煮五六沸，去滓，分温再服，覆令微似汗。

大病瘥后，劳复者，枳实栀子汤主之。若有宿食者，加大黄如棋子大五六枚。

为则按： 当有心中懊恼、胸满证。

栀子大黄豉汤

栀子十二枚　大黄一两　枳实五枚　豉一升

上四味，以水六升，煮取二升，分温三服。

酒黄疸，心中懊恼或热痛。

茵陈蒿汤

茵陈蒿六两　栀子十四枚　大黄二两

上三味，以水一斗，先煮茵陈，减六升，纳二味，煮取三升，去滓，分温三服。小便当利，尿如皂角汁状，色正赤，一宿腹减，黄从小便去也。

谷疸之为病，寒热，不食，食即头眩，心胸不安，久久发黄，为谷疸。

阳明病，发热汗出，此为热越，不能发黄也。但头汗出，身无汗，剂颈而还，小便不利，渴引水浆者，此为瘀热在里，身必发黄。

伤寒七八日，身黄如橘子色，小便不利，腹微满者。

栀子柏皮汤

栀子十五个　甘草一两　黄柏二两

上三味，以水四升，煮取一升半，去滓，分温再服。

伤寒，身黄，发热者。

栀子厚朴汤

栀子十四枚　厚朴四两　枳实四枚

以上三味，以水三升半，煮取一升半，去滓，分三服，温进一服。得吐者，止后服。

伤寒下后，心烦腹满，卧起不安者。

栀子干姜汤

栀子十四枚　干姜二两

上二味，以水三升半，煮取一升半，去滓，分二服，温进一服。得吐者，止后服。

伤寒，医以丸药大下之，身热不去，微烦者。

大陷胸汤

大黄六两　芒硝一升　甘遂一钱

上三味，以水六升，先煮大黄，取二升，去滓，纳芒硝，煮一二沸，纳甘遂末，温服一升。得快利，止后服。

太阳病，脉浮而动数，浮则为风，数则为热，动则为痛，数则为虚。头痛发热，微盗汗出，而反恶寒者，表未解。医反下之，动数变迟，膈内拒痛，胃中空虚，客气动膈，短气躁烦，心中懊恼，阳气内陷，心下因硬，则为结胸，大陷胸汤主之。若不结胸，但头汗出，余处无汗，剂颈而还，小便不利，身必发黄也。

伤寒六七日，结胸热实，脉沉而紧，心下痛，按之石硬者。

伤寒十余日，热结在里，复往来寒热者，与大柴胡汤。但结胸，无大热者，此为水结在胸胁也，但头微汗出者。

太阳病，重发汗而复下之，不大便五六日，舌上燥而渴，日晡所小有潮热，从心下至少腹硬满而痛不可近者。

伤寒五六日，呕而发热者，柴胡汤证具，而以他药下之，柴胡证仍在者，复与柴胡汤。此虽已下之，不为逆，必蒸蒸而振，却发热汗出而解。若心下满而硬痛者，此为结胸也，大陷胸汤主之。但满而不痛者，此为痞，柴胡不中与之，宜半夏泻心汤。

大陷胸丸

大黄半斤　葶苈半升　芒硝半升　杏仁半升

上四味，捣筛二味，纳杏仁、芒硝，合研如脂，和散，取如弹丸一枚。别捣甘遂末一钱匕，白蜜二合、水二升，煮取一升，温顿服之。一宿乃下，如不下，更服，取下为效。禁如药法。

结胸者，项亦强，如柔痉状，下之则和。

小陷胸汤

黄连一两　半夏半升　栝楼实大者一个

上三味，以水六升，先煮栝楼，取三升，去滓，纳诸药，煮取二升，去滓，分温三服。

小结胸病，正在心下，按之则痛，脉浮滑者。

病在阳，应以汗解之，反以冷水噀之，若灌之，其热被劫不得去，弥更益烦，肉上粟起，意欲饮水，反不渴者，服文蛤散。若不瘥者，与五苓散。寒实结胸，无热证者，与三物小陷胸汤，白散亦可服。

栝楼薤白白酒汤

栝楼实一枚　薤白半升　白酒七升

上三味同煮，取二升，分温再服。

胸痹之病，喘息，咳唾，胸背痛，短气，寸口脉沉而迟，关上小紧数。

栝楼薤白半夏汤

栝楼实一枚　薤白三两　半夏半升　白酒一斗

上四味同煮，取四升，温服一升，日三服。

胸痹，不得卧，心痛彻背者。

为则按：当有呕或胸腹鸣证。

瓜 蒂 散

瓜蒂一分　赤小豆一分

上二味，各别捣筛为散已，合治之，取一钱匕，以香豉一合，用热汤七合，煮作稀糜，去滓，取汁和散，温顿服之。不吐者，少少加，得快吐乃止。诸亡血虚家，不可与瓜蒂散。

病如桂枝证，头不痛，项不强，寸脉微浮，胸中痞硬，气上冲咽喉不得息者，此为胸有寒也，当吐之。

病人手足厥冷，脉乍紧者，邪结在胸中，心中满而烦，饥不能食者，病在胸中，当须吐之。

宿食在上脘，当吐之。

为则按：当有欲吐证。

文 蛤 散

文蛤五两

上一味，为散，以沸汤和一钱匕服，汤用五合。

病在阳，应以汗解之，反以冷水噀之，若灌之，其热被劫不得去，弥更益烦，肉上粟起，意欲饮水，反不渴者，服文蛤散。若不瘥者，与五苓散。寒实结胸，无热证，与三物小陷胸汤，白散亦可服。

渴欲饮水不止者。

大半夏汤

半夏二升　人参三两　白蜜一升

上三味，以水一斗二升，和蜜，扬之二百四十遍，煮取二升半，温服一升，余分再服。

胃反，呕吐者。

为则按：《外台》云：治呕，心下痞硬者。今从之。

小半夏汤

半夏一升　生姜半斤

上二味，以水七升，煮取一升半，分温再服。

呕家本渴，渴者为欲解。今反不渴，心下有支饮故也。

黄疸病，小便色不变，欲自利，腹满而喘，不可除热，热除必哕，哕者。

诸呕吐，谷不得下者。

生姜半夏汤

半夏半升　生姜汁一升

上二味，以水三升，煮半夏，取二升，纳生姜汁，煮取一升半，小冷，分四服，日三夜一。呕止，停后服。

病人胸中似喘不喘，似呕不呕，似哕不哕，彻心中愦愦然无奈。

小半夏加茯苓汤

半夏一升　生姜半斤　茯苓三两

上三味，以水七升，煮取一升五合，分温再服。

卒呕吐，心下痞，膈间有水，眩悸者。

先渴后呕，为水停心下，此属饮家。

半夏苦酒汤

半夏十四枚　鸡子一枚

上二味，纳半夏着苦酒中，以鸡子壳置刀环中，安火上，令三沸，去滓，少少含咽之。不瘥，更作三剂。

少阴病，咽中伤，生疮，不能语言，声不出者。

半夏厚朴汤

半夏一升　厚朴三两　茯苓四两　生姜五两　干苏叶二两

上五味，以水七升，煮取四升，分温四服，日三夜一服。

妇人咽中如有炙脔。

为则按：当有悸证。又按：《千金》作"胸满，心下坚，咽中帖帖如有炙肉，吐之不出，吞之不下"。

半夏干姜散

半夏　干姜各等份

上二味，杵为散，取方寸匕，浆水一升半，煎取七合，顿服之。

干呕，吐逆，吐涎沫。

干姜人参半夏丸

干姜　人参各一两　半夏二两

上三味，末之，以生姜汁糊为丸如梧子大，饮服十丸，日三服。

妊娠，呕吐不止。

为则按：当有心下痞硬证。

半夏泻心汤

半夏半升　黄芩　干姜　人参各三两　黄连一两　大枣十二枚　甘草三两

上七味，以水一斗，煮取六升，去滓再煮，取三升，温服一升，日三服。

伤寒五六日，呕而发热者，柴胡汤证具，而以他药下之，柴胡证仍在者，复与柴胡汤。此虽已下之，不为逆，必蒸蒸而振，却发热汗出而解。若心下满而硬痛者，此为结胸也，大陷胸汤主之。但满而不痛者，此为痞，柴胡不中与之。

呕而肠鸣，心下痞者。

为则按："心下痞"，当作"心下痞硬"。

甘草泻心汤

半夏泻心汤方内，加甘草一两。

伤寒中风，医反下之，其人下利日数十行，谷不化，腹中雷鸣，心下痞硬而满，干呕，心烦不得安。医见心下痞，谓病不尽，复下之，其痞益甚。此非结热，但以胃中虚，客气上逆，故使硬也。

狐惑之为病，状如伤寒，默默欲眠，目不得闭，卧起不安。蚀于喉为惑，蚀于阴为狐。不欲饮食，恶闻食臭，其面目乍赤、乍黑、乍白，蚀于上部则声喝。

为则按：当有急迫证。

生姜泻心汤

半夏泻心汤方内，减干姜二两，加生姜四两。

伤寒，汗出解之后，胃中不和，心下痞硬，干噫食臭，胁下有水气，腹中雷鸣，下利者。

吴茱萸汤

吴茱萸一升　人参三两　生姜六两　大枣十二枚

上四味，以水七升，煮取二升，去滓，温服七合，日三服。

食谷欲呕者，属阳明也，吴茱萸汤主之。得汤反剧者，属上焦也。

少阴病，吐利，手足厥冷，烦躁欲死者。

干呕，吐涎沫，头痛者。

呕而胸满者。

厚朴生姜半夏甘草人参汤

厚朴半斤　生姜半斤　半夏半升　人参一两　甘草二两

上五味，以水一斗，煮取三升，去滓，温服一升，日三服。

发汗后，腹胀满者。

为则按： 当有吐逆证。

黄 连 汤

黄连　甘草　干姜　桂枝各三两　人参二两　半夏半升　大枣十二枚

上七味，以水一斗，煮取六升，去滓，温服一升，日三服，夜二服。

伤寒，胸中有热，胃中有邪气，腹中痛，欲呕吐者。

为则按： 当有心中悸、心烦、上逆证。

干姜黄连黄芩人参汤

干姜三两　黄连三两　黄芩三两　人参三两

上四味，以水六升，煮取二升，去滓，分温再服。

伤寒，本自寒下，医复吐下之，寒格，更逆吐下，若食入口即吐。

为则按： 此方主心中烦悸及心下痞硬而吐下者也。

大建中汤

蜀椒二合　干姜四两　人参二两

上三味，以水四升，煮取二升，去滓，纳胶饴一升，微火煎取一升半，分温再服。如一炊顷，可饮粥二升，后更服。当一日食糜，温覆之。

心胸中大寒痛，呕不能饮食，腹中寒，上冲皮起，出见有头足上下，痛而不可触近。

黄连阿胶汤

黄连四两　黄芩一两　芍药二两　鸡子黄二枚　阿胶三两

上五味，以水五升，先煮三物，取二升，去滓，纳胶，烊尽，少冷，内鸡子黄，搅令相得，温服七合，日三服。

少阴病，得之二三日以上，心中烦，不得卧。

黄芩汤

黄芩三两　甘草二两　芍药二两　大枣十二枚

上四味，以水一斗，煮取三升，去滓，温服一升，日再夜一服。若呕者，加半夏半升、生姜三两。

太阳与少阳合病，自下利者，与黄芩汤；若呕者，黄芩加半夏生姜汤主之。

为则按： 当有心下痞、腹强急证。

黄芩加半夏生姜汤

于黄芩汤方内，加半夏半升、生姜三两。

太阳与少阳合病，自下利者，与黄芩汤；若呕者。

干呕而利者。

六物黄芩汤

黄芩　人参各三两　干姜三两　桂枝一两　大枣十二枚　半夏半升

上六味，以水七升，煮取三升，分温三服。

干呕，下利。

为则按： 当有心下痞硬证。

三物黄芩汤

黄芩一两　苦参二两　干地黄四两

上三味，以水六升，煮取二升，温服一升，多吐下虫。

妇人在草蓐，自发露得风，四肢苦烦热，头痛者，与小柴胡汤；头不痛但烦者。

为则按： 当有心胸苦烦证。

白头翁汤

白头翁二两　黄连　黄柏　秦皮各三两

上四味，以水七升，煮取二升，去滓，温服一升。不愈，更服一升。

一本白头翁作"三两"。

热利下重者。

下利，欲饮水者，以有热故也。

为则按：当有心悸证。

白头翁加甘草阿胶汤

白头翁汤方内，加甘草、阿胶各二两。

上六味，以水七升，煮取二升半，纳胶，令消尽，分温三服。

产后，下利，虚极。

为则按：虽曰产后，非唯言产后也，当以血证为准。又，当有急迫证。

木防己汤

木防己三两　　石膏鸡子大　　桂枝二两　　人参四两

上四味，以水六升，煮取二升，分温再服。

膈间支饮，其人喘满，心下痞坚，面色黧黑，其脉沉紧，得之数十日，医吐下之，不愈，木防己汤主之。虚者即愈，实者三日复发，复与，不愈者，宜木防己汤去石膏加茯苓芒硝汤主之。

为则按：当有烦渴证。

木防己去石膏加茯苓芒硝汤

木防己汤方内，去石膏，加茯苓四两、芒硝三合。

上五味，以水六升，煮取二升，去滓，纳芒硝，再微煎，分温再服，微利则愈。

膈间支饮，其人喘满，心下痞坚，面色黧黑，其脉沉紧，得之数十日，医吐下之，不愈，木防己汤主之。虚者即愈，实者三日复发，复与，不愈者。

为则按：当有心下悸证。

防己茯苓汤

防己三两　黄芪三两　桂枝三两　茯苓六两　甘草二两

上五味，以水六升，煮取二升，分温三服。

皮水为病，四肢肿，水气在皮肤中，四肢聂聂动者。

防己黄芪汤

防己四两　黄芪五两　术三两　甘草二两　生姜三两　大枣十二枚

上六味，以水六升，煮取二升，分温三服。

风湿，脉浮，身重，汗出，恶风者。（"风湿"一作"风水"）

治风水，脉浮为在表，其人或头汗出，表无他病，病者但下重，从腰以上为和，腰以下当肿及阴，难以屈伸。

为则按： 分量、煎法非古，今从《外台》。

枳实芍药散

枳实　芍药各等份

上二味，杵为散，服方寸匕，日三服。并主痈脓。以麦粥下之。

产后腹痛，烦满不得卧。

产后腹痛，法当以枳实芍药散，假令不愈者，此为腹中有干血着脐下，宜下瘀血汤主之，亦主经水不利。

枳 术 汤

枳实七枚　术二两

上二味，以水五升，煮取三升，分温三服。腹中软，即当散也。

心下坚大如盘，边如旋杯，水饮所作。

为则按： 当有小便不利证。

排脓散

枳实十六枚　芍药六分　桔梗二分

上三味，杵为散，取鸡子黄一枚，以药散与鸡黄相等揉和令相得，饮和服之，日一服。

为则按：有疮痈而胸腹拘满者主之。

桂枝枳实生姜汤

桂枝　生姜各三两　枳实五枚

上三味，以水六升，煮取三升，分温三服。

心中痞，诸逆，心悬痛。

为则按：当有呕证。又曰："痞"下脱"满"字耶？

枳实薤白桂枝汤

枳实四枚　厚朴四两　薤白半升　桂枝一两　栝楼实一枚

上五味，以水五升，先煮枳实、厚朴，取二升，去滓，纳诸药煮数沸，分温三服。

胸痹，心中痞，留气结在胸，胸满，胁下逆抢心，枳实薤白桂枝汤主之，人参汤亦主之。

橘皮枳实生姜汤

橘皮一斤　枳实三两　生姜半斤

上三味，以水五升，煮取二升，分温再服。

胸痹，胸中气塞，短气，茯苓杏仁甘草汤主之，橘枳姜汤亦主之。

为则按：当有呕证。

茯苓饮

茯苓　人参　术各三两　枳实二两　橘皮二两半　生姜四两

上六味，水六升，煮取一升八合，分温三服，如人行八九里进之。

治心胸中有停痰、宿水，自吐出水后，心胸间虚，气满不能食。消痰气，令能食。

为则按：当有心下痞硬证。

橘皮竹茹汤

橘皮二斤（一本作"二升"）　竹茹二升　大枣三十枚　生姜半斤　甘草五两　人参一两

上六味，以水一斗，煮取三升，温服一升，日三服。

哕逆者。

橘皮汤

橘皮四两　生姜半斤

上二味，以水七升，煮取三升，温服一升，下咽即愈。

干呕，哕，若手足厥者。

桂枝茯苓丸

桂枝　茯苓　牡丹　桃仁　芍药各等份

上五味，末之，炼蜜和丸如兔屎大，每日食前服一丸。不知，加至三丸。

妇人宿有癥病，经断未及三月，而得漏下不止，胎动在脐上者，为癥痼害。妊娠六月动者，前三月经水利时，胎下血者，后断三月不血也。所以血不止者，其癥不去故也，当下其癥。

为则按：当有冲逆、心下悸证。又曰：是不唯治妇人之病方也。

芎归胶艾汤

芎䓖　阿胶各二两　甘草二两　艾叶　当归各三两　芍药四两　干地黄六两

上七味，以水五升、清酒五升合煮，取三升，去滓，纳胶，令消尽，温服一升，日三服。不瘥，更作。

妇人有漏下者；有半产后因续下血都不绝者；有妊娠下血者；假令妊娠腹中痛，为胞阻。

为则曰：凡治吐血、下血诸血证者，不别男子、妇人矣。

旋覆花代赭石汤

旋覆花三两　人参二两　生姜五两　半夏半升　代赭一两　大枣十枚甘草三两

上七味，以水一斗，煮取六升，去滓，再煎，取三升，温服一升，日三服。

伤寒，发汗，若吐、若下，解后，心下痞硬，噫气不除者。

赤石脂禹余粮汤

赤石脂一斤　禹余粮一斤

以上二味，以水六升，煮取二升，去滓，三服。

伤寒服汤药，下利不止，心下痞硬，服泻心汤已，复以他药下之，利不止。医以理中与之，利益甚。理中者，理中焦。此利在下焦，赤石脂禹余粮汤主之。复利不止者，当利其小便。

为则按：此章非疾病医义，故不取。虽然赤石脂禹余粮汤证可从于此也。又云："当利其小便"下，方脱。

桃花汤

赤石脂—斤　干姜—两　粳米—升

上三味，以水七升，煮米令熟，去滓，温七合，纳赤石脂末方寸匕，日三服。若一服愈，余勿服。

少阴病，下利，便脓血者。

少阴病，二三日至四五日，腹痛，小便不利，下利不止，便脓血者。

下利，便脓血者。

大猪胆汁

大猪胆—枚

胆汁，和醋少许，以灌谷道中，如一食顷，当大便出。

阳明病，自汗出，若发汗，小便自利者，此为津液内竭，虽硬，不可攻之，当须自欲大便，宜蜜煎导而通之。若土瓜根及与大猪胆汁，皆可为导。

蜜煎导

蜜七合

一味，纳铜器中，微火煎之，稍凝似饴状，搅之，勿令焦着，欲可丸，并手捻作挺，令头锐，大如指，长二寸许。当热时急作，冷则硬。以纳谷道中，以手急抱，欲大便时乃去之。

主治见大猪胆汁下。

酸枣仁汤

酸枣仁二升　甘草—两　知母二两　茯苓二两　芎䓖二两

上五味，以水八升，煮酸枣仁，得六升，纳诸药，煮取三升，分温三服。

虚劳，虚烦不得眠。

为则曰： "虚劳" 当作 "烦躁"

葶苈大枣泻肺汤

葶苈捣丸，如弹丸大　大枣十二枚

上先以水三升，煮枣，取二升，去枣，纳葶苈，煮取一升，顿服。

肺痈，喘不得卧。

肺痈，胸满胀，一身面目浮肿，鼻塞、清涕出，不闻香臭酸辛，咳逆上气，喘鸣迫塞。

支饮，不得息。

麻子仁丸

麻子仁二升　芍药半斤　枳实一斤　大黄一斤　厚朴一尺　杏仁一斤

上六味，末之，炼蜜和丸梧子大，饮服十丸，日三，以知为度。

趺阳脉浮而涩，浮则气强，涩则小便数，浮涩相搏，大便则坚，其脾为约。

己椒苈黄丸

防己　椒目　葶苈　大黄各一两

上四味，末之，蜜丸如梧子大，先食饮服一丸，日三服，稍增，口中有津液。渴者，加芒硝半两。

腹满，口舌干燥，此肠间有水气。

蜀漆散

蜀漆　云母　龙骨各等份

上三味，杵为散，未发前以浆水服半钱。

疟多寒者，名曰牡疟。

为则按：当有脐下动证。

十枣汤

芫花　甘遂　大戟各等份

以上三味，等份，各别捣为散，以水一升半，先煮大枣，肥者十枚，取八合，去滓，纳药末，强人服一钱匕，羸人服半钱，温服之。平旦服。若下少，病不除者，明日更服，加半钱。得快下利后，糜粥自养。

太阳中风，下利，呕逆，表解者，乃可攻之。其人漐漐汗出，发作有时，头痛，心下痞硬满，引胁下痛，干呕，短气，汗出，不恶寒者，此表解，里未和也。

病悬饮者。

咳家，其脉弦，为有水。

夫有支饮家，咳烦，胸中痛者，不卒死，至一百日一岁。

桔梗白散

桔梗　贝母各三分　巴豆一分

上三味，为散，强人饮服半钱匕，羸者减之。病在膈上者，吐脓血；膈下者，泻出。若下多不止，饮冷水一杯则定。

咳而胸满，振寒，脉数，咽干，不渴，时出浊唾腥臭，久久吐脓，寒如米粥者，为肺痈。

病在阳，应以汗解之，反以冷水噀之，若灌之，其热被劫不得去，弥更益烦，肉上粟起，意欲饮水，反不渴者，服文蛤散。若不瘥者，与五苓散。寒实结胸，无热证者，与三物小陷胸汤，白散亦可服。

为则按：有结毒而浊唾、吐脓者主之。

走 马 汤

巴豆二枚　杏仁二枚

上二味，以绵缠，槌令碎，热汤二合，捻取白汁饮之，当下。老少量之。通治飞尸、鬼击病。

中恶，心痛，腹胀，大便不通。

备 急 圆

大黄一两　干姜一两　巴豆一两

上药，各须精新，先捣大黄、干姜为末，研巴豆，纳中合治一千杵，用为散，蜜和丸亦佳。密器中贮之，莫令泄气。

主心腹诸卒暴百病。若中恶、客忤，心腹胀满，卒痛如锥刺，气急，口禁，停尸卒死者，以暖水若酒服大豆许三四丸，或不下，捧头起，灌令下咽，须臾当瘥。如未瘥，更与三丸。当腹中鸣，即吐下，便瘥。若口禁，亦须折齿灌之。

矾 石 汤

矾石二两

上一味，以浆水一斗五升，煎三五沸，浸脚良。

治脚气冲心。

硝 矾 散

硝石　矾石等份

上二味，为末，以大麦粥汁和服方寸匕，日三服。病随大小便去，小便正黄，大便正黑，是候也。

黄家，日晡所发热，而反恶寒，此为女劳得之。膀胱急，少腹满，身尽黄，额上黑，足下热，因作黑疸。其腹胀如水状，大便必黑，时溏。此女劳之病，非水也，腹满者，难治。

矾 石 丸

矾石三分　杏仁一分

上二味，末之，炼蜜和丸枣核大，纳脏中。剧者，再纳之。

妇人经水闭，不利，脏坚癖不止，中有干血，下白物。

蛇床子散

蛇床子仁

上一味，末之，以白粉少许，和令相得，如枣大，绵裹纳之，自然温。

温阴中坐药。

不试方十八方

竹叶石膏汤

竹叶二把　石膏一斤　半夏半升　人参三两　甘草二两　粳米半升
麦门冬一升

上七味，以水一斗，煮取六升，去滓，纳粳米，煮米熟，汤成去米，温服一升，日三服。

伤寒解后，虚羸少气，气逆欲吐者。

为则按：当有枯燥证。又按：《条辨》作"竹叶三两"，今从之。

麦门冬汤

麦门冬七升　半夏一升　人参二两　甘草二两　粳米三合　大枣十枚

上六味，以水一斗二升，煮取六升，温服一升，日三夜一服。

大逆上气，咽喉不利，止逆下气者。

为则按：当有心下痞证。

雄　黄　熏

雄黄

上一味，为末，筒瓦二枚合之，烧，向肛熏之。

蚀于肛者。

头风摩散

大附子一枚　盐等份

上二味，为散，沐了，以方寸匕，以摩疾上，令药力行。

皂荚丸

皂荚八两

上一味，末之，蜜丸梧子大，以枣膏和汤，服三丸，日三夜一服。

咳逆上气，时时唾浊，但坐不得眠。

苇茎汤

苇茎二升　薏苡仁半升　桃仁五十枚　瓜瓣半升

上四味，以水一斗，先煮苇茎，得五升，去滓，纳诸药，煮取二升，服一升，再服，当吐如脓。

咳，有微热，烦满，胸中甲错，是为肺痈。

当归生姜羊肉汤

当归三两　生姜五两　羊肉一斤

上三味，以水八升，煮取三升，温服七合，日三服。若寒多者，加生姜，成一斤。痛多而呕者，加橘皮二两、术一两。加生姜者，亦加水五升，煮取三升二合，服之。

寒疝，腹中痛及胁痛里急者。

产后腹中疞痛，当归生姜羊肉汤主之。并治腹中寒疝、虚劳不足。

蒲灰散

蒲灰七分　滑石二分

上二味，杵为散，饮服方寸匕，日三服。

小便不利，蒲灰散主之，滑石白鱼散、茯苓戎盐汤并主之。

厥而皮水者。

滑石白鱼散

滑石二分　乱发二分，烧　白鱼二分

上三味，杵为散，饮服方寸匕，日三服。

小便不利，蒲灰散主之，滑石白鱼散、茯苓戎盐汤并主之。

猪膏发煎

猪膏半斤　乱发如鸡子大，三枚

上二味，和膏中煎之，发消药成，分再服，病从小便出。

主诸黄。

柏　叶　汤

柏叶　干姜各三两　艾三把

上三味，以水五升，取马通汁一升，合煮，取一升，分温再服。

吐血不止者。

黄　土　汤

甘草　干地黄　术　附子　阿胶　黄芩各三两　灶中黄土半斤

上七味，以水八升，煮取三升，分温二服。

下血，先便后血，此远血也。

主吐血、衄血。

鸡屎白散

鸡屎白

上一味，为散，取方寸匕，以水六合，和温服。

转筋之为病，其人臂脚直，脉上下行，微弦，转筋入腹者。

蜘 蛛 散

蜘蛛十四枚　桂枝半两

上二味为散，取八分一匕，饮和服，日再服。蜜丸亦可。

阴狐疝气者，偏有小大，时时上下。

当归芍药散

当归三两　芍药一斤　茯苓四两　术四两　泽泻半斤　芎藭半斤（一作"三两"）

上六味，杵为散，取方寸匕，酒和，日三服。

妇人怀妊，腹中疠痛。

归母苦参丸

当归　贝母　苦参各四两

上三味，末之，炼蜜丸如小豆大，饮服三丸，加至十丸。

妊娠，小便难，饮食如故。

狼 牙 汤

狼牙三两

上一味，以水四升，煮取半升，以绵缠筋如茧，浸汤，沥阴中，日四遍。

少阴，脉滑而数者。阴中即生疮，阴中蚀疮烂者，狼牙汤洗之。

小儿疳虫蚀齿

雄黄　葶苈

上二味，末之，取腊日猪脂，熔，以槐枝绵裹头四五枚，点药烙之。

类聚方跋

医之为学也，其方而已。方能载其道，以传之千载，故其欲求之也，不由其路。譬如场师失养梧檟于枳棘。苟其失养之也，且人贱之，况又迷罔之人，不亦悲乎。我东洞先生取道于越人，求方于长沙，以唱古医之术。然其书之篇章，证或先方而发焉，方或后证而起焉，不易卒观。于是先生乃因对之次之，名曰《类聚方》。嗟乎善乎！此书乃使志古医之术者，得由其路也，不迷罔焉。"夫道如大路然"，孟轲氏之云，今乎宜也。诗曰："不愆不忘，率由旧章。"抑此之谓欤。

宝历壬午春二月

门人　东都山常卿　谨跋

题类聚方后

　　古也者邈矣，无有方书存焉，其存焉者，仅《金匮玉函》《伤寒论》已。此犹天之未丧斯文也。是以历代为方者，必尊奉张仲景氏矣，虽然寻案多滞，不得其蕴奥。柔则茹之，刚则吐之，终令斯文至拂地焉。且其书历世之久阙文错简，不可胜计。加之以传者增损之变，不亦悲乎？独吾东洞先生，张胆瞋目，朝考夕试，刚亦不吐，柔亦不茹，婴类而长之，依例而删之，以著《类聚方》举以视门人，令人人得与斯文，可谓幸甚矣。盖类聚所以审方意也，方意审则药能从，药能从则疾疢无所潜匿也。贤臣子不尝则已，尝则苦于口，利于疾也。百世一日，而后医之从事于仲景氏，日益深乎？则斯文郁郁乎今者，岂有与仲景氏之世异乎哉？余不胜其雀跃，遂题《类聚方》后。

　　　　　　　　　　　门人　　阿波新崎国林　谨题

附

引用书简称全称对照

《金匮》：东汉·张仲景《金匮要略》

《外台》：唐·王焘《外台秘要》

《古今录验》：唐·甄权《古今录验方》

《后条辨》：清·程应旄《伤寒论后条辨》

《续论》：明·陶华述《伤寒明理续论》

《玉函经》：东汉·张仲景《金匮玉函经》

《千金方》《千金》：唐·孙思邈《千金要方》

《集注》：清·张志聪《伤寒论集注》

《条辨》：明·方有执《伤寒论条辨》